SCIENCE QIGONG

科學×氣功

李嗣涔博士30年親身實證
每天10分鐘，通經絡祛百病

suncolor 三采文化

前臺灣大學校長——李嗣涔 博士

推薦序

科學的最高境界，就是玄學

梅門一炁流行 創辦人
李鳳山

敬觀李嗣涔教授的《科學氣功》不得不感到佩服，從渾然不知到科學見證，以至個人體會，終究理出了一套儒、釋、道的身心自癒之道，使得全面愛好和需要之同仁更能了解脈絡和對氣功上手的方法。

記得我師父說：「科學的最高境界，就是玄學」。從李教授的「科學氣功」研究，更證實了玄學是可以用科學來解釋的。

從動靜得宜的氣機，到經絡疏通的氣感，以至周天循環的氣通，在《科學氣功》中均能一窺究竟。

儒家之氣運，所顯現的取於中、處於安、敏於態之修煉法；佛家之氣運，所顯現的一念善、一念利、一念為之修煉法；道家之氣運，所顯現的守其寧、守其純、守其樸之修煉法。

個人觀後所感，謹供一同探討，再度感恩李嗣涔教授的科學驗證，以及數十年來，我們共同榮耀的「氣功科學、實驗能場」，直到今天又更明確了我的鍛鍊體證。

祝

大家身心靈，得大圓融。

李鳳山

推薦序

領略珍貴獨特的氣功養生法

長庚生技董事長
楊定一

氣功是千百年的中華文化精髓，能幫助調息、調身、調心，是傳承自古人的珍貴養生智慧。不良的生活方式、壓力或情緒導致人體的經絡不通或氣結淤塞，而這也是現代人健康失衡的根源。但由於氣看不到、摸不著，很可惜地在現代醫學並未受到應有的重視。

李嗣涔教授是我多年的好友，也是我個人相當景仰的學者。

三十多年來李教授以人體科學的角度深入探討氣功，並用科學儀器如腦波機（EEG）測量練氣時的腦波變化，銻化銦偵測器測量氣的紅外線頻譜，運用嚴謹的科學驗證來卸下氣功的神祕面紗，還有特異功能等許多科學家不敢碰觸的領域，其用心著實令我欽佩。即使是在擔任臺大校長期間，繁重的公務已令李教授忙得不可開交，但卻不曾因此中斷對氣功的深入探討。這二十年來每次見面，都會興奮地與我討論人體生理上的種種潛能，兩個老朋友總是聊到時間不夠用。

很開心李教授藉此書分享個人對氣功的心得，更推廣「快速思想練功」與「掐指功」來幫助想藉由氣功改善健康的朋友。

除了肉體，其實人體還存在著更微細的心思體與情緒體，而古人早已理解這微細體的觀念。「氣」是人體的生命能量，所謂的氣脈也就是我過去所提過的「螺旋場」，能以先進的科學儀器測量出。在中國醫學中，人體是個複雜的系統而非各個獨立的臟器。經絡是人體中的氣血通道，而五臟六腑、氣血經絡間的健康是相互牽動且環環相扣的。

這也是為何多年來，我總是強調心念轉變對健康的重要性，因為人體就像是個完美和諧的小宇宙，如果將身心靈分割而不是視為整體，是不可能得到真正的健康。過多的負面心念也會導致氣脈的紊亂，這也是為何修鍊氣功的過程離不開修心，唯有心念的轉變，疏通氣脈的靜心之旅才能真正展開。

李教授深感氣功對健康的幫助，不僅治癒了自身的支氣管炎，修鍊氣功後更是二十多年不曾生病。因而發心推廣氣功以利益大眾，並用科學的語言幫助大眾領略氣功的奧妙。這利益眾生的處事態度可說是修鍊氣功者最佳典範，因為當我們開始練心正念、慈悲他人時，其實已是練氣的開始。相信在本書的科學驗證說明下，必能幫助讀者一窺氣功的全貌，更了解這珍貴獨特的中國養生法。

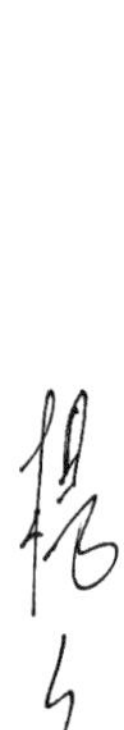

推薦序

有真人而後有真知

暢銷書《正是時候讀莊子》、《穴道導引》作者
臺大中文系副教授　蔡璧名

當代大儒梁漱溟指出，迥異於西方之「有學有術」，中國一切學術如具藝術精神的「手藝」，僅有不嚴謹的「玄學的方法」，故難為大眾理解、認同。然而被梁氏裁定為「沒有方法」、「不是學問」，「是術非學」、「學術不分」的中國學術，其與「實作」不可須臾捨離的特質，竟適與「默會之知」（tacit knowledge）、「具身認知」（embodied cognition）等新來搏岸的西方思潮黯合。使我們意識到傳統學術不是缺乏「科學」方法、「客觀」準的，而是在學術的原初便已掌握此種不離棄、切割認識對象，憑藉知覺體驗、強調親身實踐的認知方式。正如梁氏所強調，欲建立中國文明之普世價值，必須探尋其學術之方法。

倘欲探尋中國學術之方法，須先究明其特質。如湯淺泰雄觀察：西洋近代醫學

是以大多數人的正常（normal）狀態為基準，東洋古老傳統則以「積累了長期的訓練，而獲得高於普通人的能力者」（即所謂「高度心身能力之菁英份子」）之狀態為依歸。無論儒家、道家、醫家，莫不以體道為嚮往，莫不致力於心身境界不斷地提升，此進程可描繪成一座由病人到無病的平人，再由平人升進到賢人、聖人、至人、真人的階梯。人人皆可由原初的「零」點循級而上、不斷朝正向邁進，此正為中國傳統思想個色所在。無奈古往今來，修鍊者多而得道者寡，身為文化繼承者，想探究怎樣由生手練就專家，或用科學方法證明傳統知識的真實性與有效性，都會面臨研究對象擇取的艱難，《莊子・大宗師》以「有真人而後有真知」一語道盡此中難處——先有達到至高境界的真人，才有真人在實踐中所體悟到的永恆真理，若研究對象並非已達最高境界，則透過此對象獲致的終究是一偏之知。

但這樣的困境並未讓熱衷傳統文化的知識份子止步，文史學者和科學家分從不同面向貢獻於斯，如同共築一座階梯，由不同的側面攀向同樣的目標。文史研究者透過釐清此修鍊傳統植基的價值體系，由修養鵠的、心靈工夫、身體技術、想法眼光、主體自覺等面向，尋找複製體道者「心身理想狀態」的方法，藉由「複製少數以成就多數」印證傳統修鍊的有效性與普遍性。

作為一位傑出科學家，李嗣涔校長則透過科學實驗探尋。曾聽電機系朋友提及：若李校長將畢生研究成果朝取得專利或投入產業發展，早已坐擁萬貫家財。但李嗣涔校長捨此晉身之階，毅然選擇科研領域中一條既寂寥且勇敢的路，由此可見其對真理追求的熱衷與對生命實相的熱情。

李校長在書中提到：伽利略受宗教法庭審判後的四百年，科學竟逐漸發展成一種新宗教，「科學教」的迷信是「迷不信」，認定凡是現今科學無法解釋的現象即不存在，不能成為研究對象，否則就是「偽科學」。然而李校長堅守「實驗是檢驗真理唯一標準」的科學精神，指出實驗方法可以被質疑，但實驗對象不應被預設地否定。面對過去難以科學演繹證明的知識，面對自我、人類生命的謎團，李校長不斷提出疑問，再以合乎學術規範的研究方法加以驗證並提出科學理論。透過一篇篇發表於優質國際期刊的有力證據，逐一解開「哪來的第五種力可以歸類為氣」、「穴道電檢儀」如何探知經絡、「為甚麼打通任督二脈後，通常一天後病就好了」等三道謎題。

科學的理解與實證，為受當代思潮影響而對傳統文化無法信任甚至輕蔑質疑的現代人，提供可信的科學依據與解釋。同時，當科學證明肯定傳統文化的實踐價值，亦能化作修鍊者實踐的動力，李校長更於書中展望若此修鍊得以普及，將能普遍促進人類健康、節省大量醫療資源，其大愛實已深蘊於研究之中。

李校長本於如是衷懷，以其對傳統修鍊的科學研究為基礎，揀選最基本簡易的功法，使人人可學且從中受益。如「展慧中」、「鬆密處」功法，實已蘊含中國思想、武術傳統追求放鬆輕靈的重要身體原則，學者可藉由放鬆臉部、會陰肌肉進而推擴放鬆全身。

「快速思想」雖僅簡明闡釋練功要訣，但已可由此窺見傳統佛、道修鍊所謂「無念」、「無知之知」的修鍊心法。用密集且快速的思想方式協助修鍊者屏除雜念，將注意力凝聚於胴體一點。

而在中醫經絡理論中，當人年紀漸長，氣血難以到達位於指尖的「井穴」，透過「掐指功」則可舒活這些經絡系統中最難活絡的末梢穴道。

更重要的是，李校長秉持科學家一貫的真誠，以氣功實驗對象因修鍊偏差致死的案例，提醒讀者氣功修鍊不慎隱藏的危險性。在氣功修鍊盛行的中國大陸，醫院尚且設有「氣功偏差科」以治療、導正修鍊錯誤產生的病害。李校長以此提醒在認識、追求氣功效益的同時更須了解其危險性，謹慎選擇，才能獲其益而不受其害。

璧名承蒙邀序以來，誠惶誠恐。與李校長相識的機緣中，不論是獲邀在李校長的課堂上講授《黃帝內經》，或在校長競選期間負責美術、文宣等事務，李校長一直是我十分敬重、尊崇的長輩，惶恐自身難當此任。

西方學界認為大學教育最大的責任，是幫助學生在身心方面都達到富足的狀態，近年全球更愈發重視大學致力普及教育、服務社會的面向。八年前璧名罹癌歸來，以整理遺作的心情，將學術研究、教學成果轉化為《正是時候讀莊子》、《穴道導引》、《莊子，從心開始》等更普及、有益於大眾的出版品。

許因李校長憐見後生同樣懷抱此傾盡所學服務社會的情懷，晚輩始得幸獲邀為李校長鉅著《科學氣功》作序。當大學任教者肩負使專業知識走出學術殿堂為更多人理解、運用之志業，許正實踐了傅斯年校長的治校理念：「我們貢獻這個大學于宇宙的精神」。

蔡璧名

作者序

解開氣功自我療癒的祕密

李嗣涔

一九八八年，在國科會陳履安主委的推動下，我和國內其他十多位大學的學者們參加了國科會生物處的「生物能場」計畫，開始了氣功科學基礎的研究，同時，為了體會氣功到底是甚麼樣的生理現象，也開始練習「禪密功」，由於我們都是氣功門外漢，因此剛投入研究時的第一個疑問就是「甚麼是氣功？」，為了解答這個問題，我們開始廣泛閱讀氣功的歷史文獻，及中國大陸從一九七九年起對氣功所做的科學報導。

世間萬物，皆與氣息息相關

很快的，我們就發現以現代科學的語言來說，不同的「氣」實際上是代表不同的物理及生理現象。我們用來描述人體之「氣」，如「臟氣」或「血氣」，代表人體組織或器官的「生理功能」，是可以用現代醫學儀器測量及定義的。比如說「氣色不好」，是可以測量體溫、呼吸、血流速、心跳次數、腦電圖、肌電圖、血流含氧量、器官功能等參數來界定。另外，如武俠小說所說的「外氣」（掌風）的意義又不一樣了，它代表的是身體發出的多種能量，包含了電磁波、壓力波，以及一些未知形式的生物能量。

有些氣描述的是人的行為及心理狀態，比如說「士氣高昂」、「勇氣可嘉」、「民氣可用」、「氣質不錯」等等。不過，另外還有一種「氣」，例如水晶、礦石、樹木、山川等傳說中都有氣場，如果這些氣真的存在，顯然是一種物理的力場，與人的生理現象無關。而現代科學所發現的力場只有四種形式：萬有引力、電磁力、強弱作用力，哪來的第五種力可以歸類為氣？這個疑問成為我對氣功研究的第一道謎題。

二〇〇四年，我終於從俄國的科學文獻中，找到了第五種力的蛛絲馬跡，這很可能是時空扭曲所產生的撓場，與時空彎曲所產生的萬有引力場，都是時空本身因不同形式的扭曲所導致的力場。問題是它真的存在嗎？可以測量出來嗎？

從傅爾電針探知氣行經絡的奧祕

當時國科會為了吸引大家的研究興趣，還邀請參與者去拜訪了陽明醫學院（現在的陽明大學）傳統醫學研究所的所長崔玖教授，看她展示穴道電檢儀（傅爾電針），用電針測量經絡電導的神奇效應。

傅爾電針是德國醫生傅爾所發現的，認為人體穴道及經絡的導電度可以反映身體相關系統的健康狀態。不可思議的是，藉由一小瓶絕緣不導電的信息水，放在測量電路中，竟然可以找出受試者某條經絡不健康的原因及治療的方法，這對學電機工程的我來說，簡直是天方夜譚，一瓶不導電的水竟然可以改變身體經絡系統的導電反應，由於當時我對中醫知識貧乏，不了解這代表甚麼意義，只是覺得奇怪，信息水內似乎有一種信息會穿透玻璃進入人體造成影響。這是否與氣功有關？

後來，我猜測修鍊氣功是要打通任督二脈、氣走大小周天，所以傅爾電針看到的現象可能與「氣行經絡」這個傳統說法有點關係？這個現象形成了我對氣功研究的第二道謎題，放在心中二十餘年。

氣功幫我袪病、治病，長達二十八年

自從開始練習禪密功後，我只花了很短的時間，就可以達到氣集丹田、氣走任脈的效果，再藉由提肛導引、氣走督脈，打通任督二脈，親身驗證了氣功的科學性。我認為傳統的氣功一開始沒有騙人，確有其事，那練功過程中所描述的種種神奇現象大概也不是騙人的，不可能騙人騙了幾千年。任督二脈打通以後，我的身體出現了兩件神奇的事情，都與治病有關係。

第一件事是我當時患有支氣管炎，從大學時代開始，每到秋冬遇冷受涼則開始咳嗽，一咳就是兩到三個星期，看醫生吃藥也要花差不多的時間才能痊癒。

我學會氣集丹田那年是三十六歲。那一年冬天，支氣管炎又開始發作，第一天晚上，我練功打通任督二脈以後，第二天就比較不會咳了，但我知道氣管還是有問題，第二天晚上再練功一次，第三天就完全好了，不只是暫時好了，而是從此就好了，三十年來只復發過一次，為了長久不生病不好，身體防禦系統沒有機會活化，那一次生病是因為我故意不練功抵抗。

另外一件事是我不會感冒了，一旦覺得鼻子喉嚨不舒服，表示病毒入侵，我在晚上睡覺前，一定練功打通任督二脈，一般來說，第二天就恢復正常，不會生病了，二十多年來基本上都不生病了。

這一方面是好事，生活品質提高，一方面也是壞事，因為長久不生病，失掉警戒心，也不練氣功了。導致我二〇〇九年因過度疲憊發生輕微的小中風，雖然由於過去練功的底子，住院開刀後十天就出院，但還是有後遺症。這明顯是在警告我要恢復練功，因此痊癒後我就每天練功一直到今天。

氣行經絡的應用──「南氏去過敏法」

練氣功為甚麼能保持身體健康呢？當年我收集國內外各種研究的文獻廣泛研讀，得到的結論可能有二：第一是當微血管鬆弛時會改善血液微循環，可以把充足的養分送到每個細胞，並把每個細胞排泄的廢物收集排出體外，自然個個細胞都很健康，不容易生病；第二是練氣功會充分刺激自主神經系統的交感及副交感神經，造成內臟的蠕動，相當於常常按摩內臟，自然比較健康。可是讓我大惑不解的是「為甚麼打通任督二脈後，通常一天後病就好了？」這形成我對氣功研究的第三道謎題。

這三大謎團二十多年來一直縈繞於心，無法解決，沒想到謎題的答案竟然在二〇一一年從一個不知名的領域「南氏去過敏法」的治療案例中，清楚地顯現出來。這種療法是先利用肌力測試，找出導致身體過敏的過敏原，然後經過二十分鐘的刮經絡、按摩穴道治療後，接下來一天二十四小時內，只要不再接觸過敏原，就可以完全去除過敏，恢復健康。

其中等待一天二十四小時的神奇時間，就是中醫的子午流注「氣行大小周天循環全身」之現象，經過親身的接受治療及觀察無數的案例，我發現這種去過敏現象應證了我二十多年來觀察到的打通任督二脈後一天治病的現象。基本上，這已解開了我的第三道謎題。

練氣功是在修復被打亂的經絡網路

二〇一四年，我們也從微流道的生物化學實驗中，發現抗原、抗體兩分子不用直接接觸就可產生化學反應，與生物化學教科書上所講的不同。透過實驗，我們發現有一個屬於第五種力場的X信息，會穿牆破壁透過中間的隔絕層，引導抗原、抗體分子產生生化反應，X信息的發現解釋了我的第一及第二道謎題。

由此，我們開始理解經絡的實質，原來經絡是一個聯繫身體不同器官部位的高速信息網路系統，每個細胞在二十四小時要分裂前，必須靠經絡送來的信息決定它怎麼分裂。

練氣功原來是在修復打亂的經絡網路，讓身體負責自然痊癒力的淋巴球、白血球分子信息，藉由高速網路每天巡行全身一次，就能發揮功能，解除過敏及病痛，原來這才是氣功真正的保健原理，讓我二十多年的困惑終於獲得解答。

後來，我去查閱《黃帝內經》，從〈靈樞，經脈第十〉文中找到證據，黃帝回答雷公：「經絡者，所以能決死生，處百病，調虛實，不可不通。」兩千年前，我們的祖先早已了解經絡通暢的重要性，可以決定人的死與生，處理百種疾病，調整身體的虛與實，因此一定要保持通暢。原來身體自癒的奧祕，在於打通全身經絡網路系統，使保護身體的分子信息可以沿網路巡行全身，打擊入侵者，恢復健康。

如今，我們可以根據科學的理解，來設計練功的方法，快速有效的打通經脈，促進健康。在書中，我將介紹簡單的科學氣功，如「掐指功」可打通手部經脈的氣循環，並可配合手印與甩手的經絡循環操，加上泡腳去晦氣，改善下肢經脈循環等方法。交相運用各式科學氣功，每天只要練十到十五分鐘，就可以逐漸改善身體的健康狀況。

李嗣涔

目錄 Contents

第二章

揭開氣功的祕密，證得腦與經絡共振之道

第三章

發現物理學外的第五種力——氣場

第四章

祛病的健康關鍵，經絡不可不通

第五章 科學氣功，練氣、養氣、通經絡

第一章

科學氣功研究的萌芽

「夫人在氣中，氣在人中，自天地至於萬物，無不須氣以生者也。」——《抱朴子》

練氣功為甚麼能保持身體健康呢？
第一是改善血液微循環，
加速廢物代謝和補足養分；
第二是充分刺激自主神經系統，
等於常常深度按摩內臟，自然不易生病。

練功，原來那麼簡單

一九八七年十月某一天上午，我在臺大電機系的辦公室裡準備課業，突然接到當時國科會鄧啟福副主任委員打來的電話，問我有沒有興趣參加氣功的研究。當時我愣了一下，想說有沒有搞錯，我的專業是研究三五族化合物、半導體、電晶體及非晶矽太陽電池，跟氣功一點關係也沒有，雖然熱愛武俠小說，常陶醉於飛天遁地、無敵掌風的世界，但也不大相信這種怪力亂神的東西真的存在。執掌國家科技發展的最高機構國科會，竟然頭殼壞掉要推展這種研究，還莫名其妙地找上我，實在是奇聞。

大概這是因為鄧副主委是我臺大電機系的學長，所以認識我，看我平日思想怪怪的，以現在的話來講是蠻有創意的，才會選上我吧？由於當時哈雷彗星剛於前一

我對生命科學和武俠小說的興趣，成為用科學精神研究氣功的起源。

年來過，讓我迷上了生命科學，想探索生命的意義，因此沒有考慮多久，就回答鄧副主委說：「好啊！」

三十年後的現在回頭來看，那一刻的決定可能是我一生學術生涯中最重要的決定，徹底的改變了我的生命及宇宙觀，讓我了解了真實的宇宙、生命的意義、中醫的奧祕、傳統文化中神祕的部分等等。我常想在時間的長河中，緣起緣滅，不同的選擇把你帶往不同的人生。

我何其有幸，在氣功研究的大潮湧起之際，我有機會跳入浪中，逐漸洗滌了被蒙蔽的心靈，不得不感謝冥冥之中老天的安排。也感謝陳主委的遠見及勇氣，甘冒政治上的風險，推動了被人質疑但勢將留名史冊的科研項目，也彰顯出他做為一個政治家的遠見及風範。

玄祕氣功，成為能量科學

答應鄧副主委以後，我們約了一天去國科會見陳主委，當天發現參加的十多位學者，分別來自國內各大學不同系所，包括臺大醫學院神經科、動物系、電機系，陽明大學醫工所、生化所，清華大學物理系、生命科學研究所，中央研究院物理研究所，以及東吳大學物理系等，不過也有少數人是來看熱鬧的，因為只來一次以後再也沒有看過他們的蹤影。

根據陳主委的說法，中國大陸自一九七六年打倒四人幫，結束文化大革命後，百廢待興，包括政府、社會體系、學校、科技發展等制度，一切都要重新建立。在科學發展方面，為了追趕世界科技發展的腳步，必須選擇一些具有中國特色的領域，例如氣功、中醫等項目，才有機會迅速趕上國外，並予以超越。

因此，自一九七九年起，大陸興起了研究氣功及特異功能的熱潮，逐漸成了全民運動，各大學及政府研究機構也開始進行各種科學的研究，發表了許許多多相關的論文，確認氣功是有科學的基礎，是值得推展的一種強身保健的身心鍛鍊方法。於是，大陸在一九八七年，正式成立中國人體科學學會，把氣功當成科學的其中一個領域來推動，這當然與被稱為中國飛彈之父——錢學森博士的全力支持有關。

陳主委鑒於大陸文革的目標是要摧毀中國文化，而臺灣是推動中華文化的復興基地，怎麼能在屬於傳統文化的氣功方面反而落後，是可忍，孰不可忍，於是下定決心要排除萬難，在國科會推動對氣功的研究。

氣功有科學基礎，更是值得推展的強身保健的身心鍛鍊方法。

為了避免正統科學界的反彈及干擾，他也與我們商量，把研究改個名字，稱做「生物能場」計畫，研究生物所發出的一種未知的能量形式。這下子，一個原本怪力亂神的領域，突然變成最夯的科學前緣，後來不但沒有被質疑，還備受大家支持，這個過程也教會了我們，做事要講究方法。

獲得最快一天可得氣的氣功祕笈

陳主委知道我們這些人大部分都是氣功的菜鳥，除了武俠小說的知識外，大多既沒有練過氣功，也對真正的氣功沒有概念，無法馬上開始做研究。因此他給了我們大陸研究機構所發表的氣功科研論文，要求我們要好好研讀。而最重要的是，自己要先練氣功，等到練得不錯可以得氣以後，再開始做研究。要不然就像瞎子摸象，很難窺得全貌。

有沒有搞錯？我們心中充滿疑問，練功不是要上山拜師學藝，沒有個三年五年哪能修成氣功？現代人生活這麼繁忙，哪有可能花很多時間去練氣功？沒想到，陳主委從抽屜中拿出一本武功祕笈《禪密功》，告訴我們，這個功法很好練，經過中國大規模統計發現，練禪密功，快的話一小時就會得氣，一般而言，百分之九十三的人快則一天得氣，慢則七天就可以練出氣來。看來需要三年五年才能練功有成的印象是被武俠小說給騙了。陳主委給我們兩個月時間練習，等到練出氣來，回國科會驗收後，再開始做研究。

初練氣功，卻參不透

我清楚記得當時獲得祕笈以後真是興奮，武俠小說的幻想世界在腦海中出現了，我竟然有可能變成金庸《射鵰英雄傳》裡的郭靖，或是古龍創造的香帥楚留香，真是不可思議。

回家以後，我馬上翻閱祕笈，認真研讀第一章〈築基功〉，是內含建築基礎的功法，其中只有兩頁文字含四個口訣：「展慧中、鬆密處、三點一線、三七分力。」接下來是〈動靜功〉，身體要前後波浪式地蛹動、左右擺動、左旋右旋地扭動。基本功法完成後，進階的功法包括〈雙動功〉、〈吐納氣法〉、〈合氣法〉、〈洗心法〉與〈慧功〉，圖文並茂，只是揮手動腳看來就像練體操。

練禪密功，93% 的人快則一天得氣，慢則 7 天就可以練出氣來。

當天晚上，我決定先從築基功開始，打好根基後，再向進階精進。問題是，驗收的標準是甚麼？好像是要得氣，「得氣」的氣又是甚麼現象？翻查第一章《築基功》略有提及：

練到三七分力後，自覺先手足後全身有著從來沒有的感覺，如輕微、舒適的溫熱、清涼、電麻或性感，即氣感。

溫熱、清涼、電麻的感覺大家都很熟悉，枕著手臂睡覺時，會血液不通，手就麻了，但應該不是得氣吧？要不然每個人都早就變成氣功大師了。其它提及的感覺，像性感的定義，我不太清楚是甚麼，不管怎樣先練再說。

築基功第一個口訣「展慧中」，是眼睛半閉微微睜開，臉部肌肉放鬆，似笑非笑，像寺廟裡佛像的面部表情；第二個口訣「鬆密處」，是把會陰穴放鬆，會陰穴在身體軀幹下方中點，放鬆的訣竅是似尿非尿。這兩個口訣基本上就是站立時身體上下都要放鬆。最後兩個口訣「三點一線」、「三七分力」講的是站姿，站的時候頭、腰、腳要成一直線，腳跟七分力，腳尖三分力。

這些要點都很簡單易學，我馬上體認到，其實築基功就像小時候罰站一樣，原來罰站就是練功，別有一番體會。

第一次站了十五分鐘，中間頻頻看錶，怎麼時間過得這麼慢。結果沒有甚麼特殊感覺，決定再站十五分鐘，結果還是一樣，除了兩手指尖因三十分鐘不動有一點麻以外，其它沒有溫涼或熱的感覺，更沒有特殊如性感的感覺，當天夜色已晚，我只好去睡了，第一次練功顯然失敗。

第一次，感到「氣走任督二脈」

由於工作繁忙，接下來的日子我忘了練。一個月後，有一天突然想到兩個月的期限快到了，睡覺前，趕快再來練禪密功。但站了十五分鐘後，和前次一樣沒有特殊的感覺，這時一想「糟了」，再站下去結果應該還是一樣，我可能是那群百分之七練不出氣來的人，將來也就無法做研究了，真不甘心。於是我仔細思考一下，是不是有甚麼地方出了錯，所以三七分力練不出氣？

一質疑作法後，果然馬上有所發現，站立時，根本無法上下皆鬆，因為大腿要支撐體重，無法放鬆，應該要躺著練，解除大腿負擔。剛好時間已晚，馬上跳上床躺著練，果然上下皆鬆，沒多久就睡著了。

練禪密功，一開始，躺著練更容易達成上下皆鬆的狀態。

奇怪的事在半夜發生了，半夜我突然醒來，腹部全面收緊，繃緊的感覺不是靜態的，而是在體內移動的，一股氣逐漸朝肚臍下方集中。然後，沿著身體中線向上運動，經過胸口時真是可怕，一度不能呼吸直到這種感覺通過，才能大吸一口氣，到底發生甚麼事？是夢魘、抽筋嗎，還是氣出現了？這個感受超出我的人生經驗之外，完全沒有概念。

第二天，我馬上去書店，把找得到的中醫或神經生理學類的書籍全部買下，回去仔細翻書，找到傳統經絡介紹，原來從嘴唇下方的承漿穴經過人體軀幹前面中線到達會陰穴，叫做任脈（下頁圖1）；從會陰穴經過身體後面脊椎骨中線，上到頭頂百會穴再降至嘴唇上方兌端穴，叫做督脈（下頁圖2）。

之前，我沒有讀過任何中醫經絡相關書籍，因此對經絡一竅不通。難道昨天晚上發生的現象是「氣集丹田」，再加上「氣走任脈」嗎？那時沒經過驗證只能自由心證。

圖1｜任脈位置

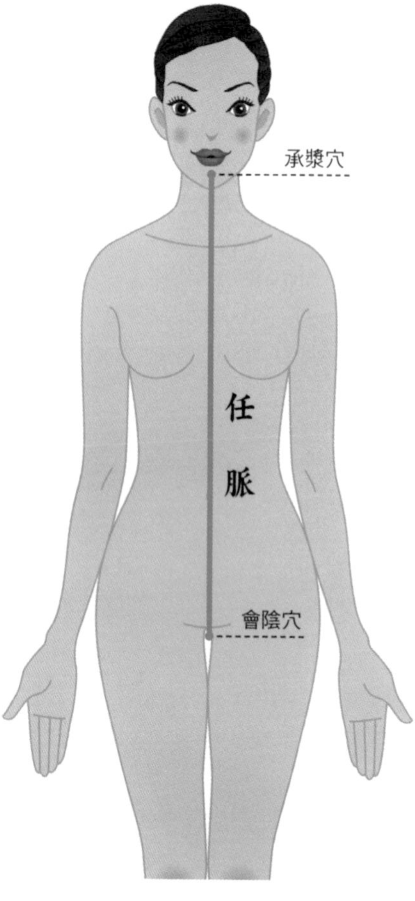

任脈：從嘴唇下方的承漿穴經過人體軀幹前面中線到達會陰穴。

圖2｜督脈位置

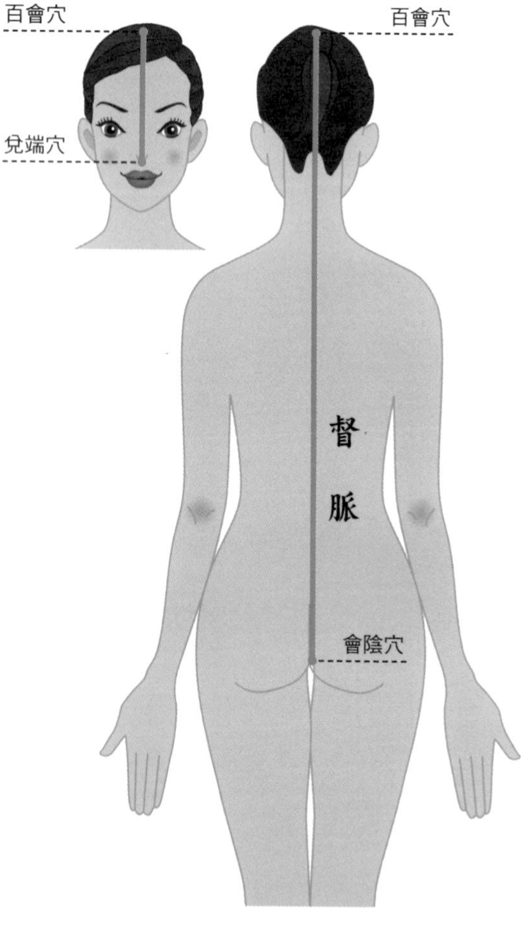

督脈：從會陰穴經過身體後面脊椎骨中線，上到頭頂百會穴再降至嘴唇上方兌端穴。

氣功中，養氣可以幫人打通經脈，替人治病；殺氣則會對身體有不良影響。

親身經歷，氣功師父「打氣」的威力

還好兩個月的期限很快就到了，我們回到國科會接受驗收成果。這次在陳履安主委辦公室第一次見到李鳳山師父，中高身材長相斯文剛從軍中退役，一心探討修行領域。據了解，他在國防單位即從事氣功方面的教學與應用工作。

李師父說他有七種不同的練功法，包括「放空」、「放鬆」、「大小周天」……等，以及會發兩種不同的外氣：「養氣」及「殺氣」。其中養氣可以幫人打通經脈，替人治病；殺氣則會對身體有不良的影響。

當天，陳主委請他幫我們參與研究的學者「打氣」，體驗一下得氣的感覺。我率先響應，以禪密功站姿練功，李師父則站在我的身旁，以左手掌心對著我的腹部前丹田，右手掌心對著我的後腰丹田部位，各距離約十公分開始發功，雙手掌並緩慢畫弧。

那一個月，通常我站著練禪密功時，因為腿部無法放鬆，不會產生腹部收緊的現象，只有躺著練時才會發生。結果李師父幫我打氣不到一分鐘，我的腹部就開始收緊，並向丹田集中，我大喊一聲：「來了！」沒想到就在我喊出「來了」的那一瞬間，李師父也脫口而出：「來了！」他雖然沒有接觸到我的身體，但是顯然可以感覺到我體內的變化。

從那一刻開始，我才敢確定自己所體驗到的腹肚收緊現象，就是「氣集丹田」，也確實是中國流傳了幾千年的「氣」。原來練氣是這麼的簡單，氣集丹田、打通任督二脈也這樣的簡單，看來傳統文化所重視的氣功沒有騙人，既然一開始沒有騙人，練功中途所描述的境界，大概也沒有騙人。

接下來三天內，我發現「打氣」的後勁真是強烈，白天坐在辦公桌前，全身肌肉繃緊，若念書、寫作就沒事，但是筆一放下、往椅背上一靠全身鬆弛以後，氣感就如湧泉一般，全身亂竄，直到第四天以後，這種感覺才逐漸消失，讓我體驗到高段師父「打氣」的威力。

氣的經典文化與科研文獻

練氣功過關取得研究執照以後問題來了，要研究甚麼主題，大家都毫無頭緒，只好閱讀陳主委蒐集有關氣的文獻，以及大陸十年來對氣功科研的發現。

原來氣功是自古以來人民用來保健強身、益壽延年的醫療保健運動。

早在春秋戰國時代，人們就用氣功養生

在西元前三百八十年的戰國時代，所出版的《行氣玉佩銘》，已有如下的文字記載：「行氣，深則蓄，蓄則伸，伸則下……」，其中的「行氣」即為呼吸療法，也就是後世之「氣功」。

相傳在西漢初年（西元前兩百年左右）出現之《黃帝內經》中，第一部分〈素問〉的〈上古天真論〉、〈異法方宜論〉及〈刺法論〉等經文中，均提到了「導引」、「按蹻」【註1】、「餌舌下津」【註2】等語，都是氣功的鍛鍊方法。其它如老子《道德經》，有出現「虛其心，實其腹」、「致虛極，守靜篤」等語，都是指在練功時，心情需安靜、意要守丹田，即練氣之功夫。凡此種種，都說明了早在春秋戰國時代，我國人民就運用氣功養生健身。

這些抽象的文字記載，或許不足徵信，但是近年出土的長沙馬王堆中的西漢墓群之三號墓，不僅有十餘種醫書，還有一幅「導引圖」，生動活潑，色彩鮮艷，是目前所知世界最早的保健體操圖譜。可見在漢文帝時期（西元前二世紀中葉），行氣導引的觀念和方法，已經非常成熟而普遍了。

《景岳全書》中寫道：「人之有生，全賴此氣。」《醫門法律》記述：「氣聚則形成，氣散則形亡。」晉朝葛洪的《抱朴子》記載著：「夫人在氣中，氣在人中，自天地至於萬物 無不須氣以生者也。善行氣者，內以養身，外以卻惡，然百姓日用而不知焉。」古代的中國人認為，「氣」是宇宙一切事物構成的基本物質，這種觀點被引用到醫學領域裡，就以氣的運動及變化來解釋人的生命活動。

在漢朝，國人行氣導引的觀念和方法，就已經非常成熟而普遍了。

中華經典古籍中，「氣」的運用無所不在

中國醫藥學院的莊宏達教授，曾對我國現存最早的醫學經典著作《黃帝內經》中，提到有關「氣」的觀念做了統計分析。

他發現在《黃帝內經》全文約十五萬字當中，「氣」字就出現了近三千次，可以當做名詞的，例如「天地氣」、「陰陽氣」、「藥氣」、「濕氣」、「民氣」、「臟氣」等共二百三十三個；可以用做形容詞的，例如「氣弱」、「氣結」、「邪氣」等共一百九十九個；用做動詞的，例如「出氣」、「閉氣」、「氣生」、「氣脹」等有八十九個。因此氣出現的範圍至大無外、至小無內，非常廣泛。但是更深入的研究，也發現「氣」字並不用在無形的心理層面，而只用於有形的、可以觀察到的現象。

【註1】按蹻：古代養生與醫療術語。「按」與「蹻」是按摩的兩種方法，是按摩的別稱。

【註2】餌舌下津：指唾液是含在嘴裡的養腎妙方。由於命門在兩腎之間，上通心肺，開竅於舌下，以生津。

以科學的語言來說，不同的「氣」實際上是代表不同的物理及生理現象。我們用來描述人體之「氣」如「臟氣」或「血氣」，是代表人體組織或器官的「生理功能」，是可以用現代醫學儀器來測量及定義的。比如說，「氣色不好」，是可以量體溫、呼吸、血流速、心跳次數、腦電圖、肌電圖、血流含氧量、器官功能等參數來界定。

另外，如武俠小說所說的「外氣」（掌風），其意義又不一樣了，它代表的是身體所發出的多種能量，包含了電磁波、壓力波以及一些未知形式的生物能量。有些氣描述的則是行為及心理狀態，比如說「士氣高昂」、「勇氣可嘉」、「民氣可用」、「氣質不錯」等等。

氣功態如何存在？

如何描述練氣功時身體所發生的變化呢？

一九八五年，在四川重慶所開的第二屆人體特異功能科學討論會上，錢學森博士從系統科學的觀點指出，應把人做為一個複雜的巨型系統來進行研究，由此提出

「氣」並不用在無形的心理層面，而只用於有形的現象。

了「人體功能態」的學說，明確的指出了氣功功能態的存在。這個說法乍聽之下很新鮮，其實也沒有甚麼。

大家都知道，任何人在一天二十四小時內，一般總要交替進入兩種人體功能態：「清醒態」及「睡眠態」，這兩種功能態在生理及心理方面有明顯的不同。

比如說，人在「清醒態」時，大腦有思維意識，腦波為α或β波，呼吸每分鐘十五到二十一次，心跳每分鐘六十到八十次，血流速、耗氧量等生理參數一般都是差不多的。

一旦睡著了，進入睡眠態則大腦意識消失，感覺能力大幅衰減，腦波變成θ或δ波，新陳代謝下降，呼吸、血流、心跳等生理參數均下降，但人還是活著。

另外，當人面對不同的環境條件下，也會產生不同的生理及心理反應，進入不同的人體功能態。比如，去操場跑一圈四百公尺，跑完後氣喘如牛，心跳、血流、呼吸均加速，大汗直流，可以定義為「氣喘如牛態」。有時，人要在較短的時間內，做出超出常態的努力，如軍人的衝鋒或近距離的戰鬥，駕駛汽車或飛機突然遇到緊急狀況時，人體必須調節到一種「警覺功能態」。

此外，還有催眠術，能使人大腦分化，讓左腦掌管語言與邏輯思考的部位呈睡眠狀態，而右腦掌管空間感性部分則呈清醒狀態，形成一種催眠功能態。

練氣功也是一樣，「功」的意義就是訓練及鍛鍊，氣功的含義就是用意識不斷的調整呼吸和身體的姿勢來鍛鍊，以達到一種叫做「氣」的生理狀態，簡稱為氣功態。氣功科學化的方法，就是要測量出身體處於「氣功態」的生理特徵，然後發展出一套簡單有效的方法，來使身體產生「氣功態」的特徵。

事實上自古以來，各門各派的氣功均發展出了一套大同小異的練功方法，包括調心，調息和調身三個方面。其中最重要的是「調心」，也就是腦中要祛除雜念、放空和放鬆，但又不能昏昏沈沈。其次是「調息」，也就是古代「吐納」之術，以現代化的語言來說，也就是「腹式呼吸」，呼吸要配合小腹的伸縮而達到細而勻、深而沈的境界。最後是「調身」，不論是用站姿、坐姿或是臥姿，均要達到全身放鬆入靜的境界。

它們都是人體這個複雜又巨大的有機體所產生的一種狀態，所以問題不是「氣功」存不存在？而是你要不要、想不想進入這個狀態。抓住要點，勤於練習，任何人都有可能進入「氣功功能態」，因為它是屬於每一個人的。

「氣功態」如同清醒與睡眠，是人體意識能控制的一種本能。

測知氣感的頻率

氣功科學化的課題就是要測量，一個人處在氣功態時，生理上到底有甚麼變化？接著要了解，這些變化對於祛除疾病、保持健康到底有甚麼作用？最後，當然還要探索氣功，為甚麼練到高段以後會激發人體潛能？這些研究課題是人體科學高層次的系統問題，也是發展二十一世紀醫學新境界的契機。

當時國科會提供了大量的大陸出版的學術論文，讓我們大開眼界，原來練氣功可以導致身體發生這麼大的變化。以下我們舉一些例子：

一九八三年，大陸電子工業部第三研究所的陶燕芳等人，用壓力偵測器貼在氣功師父的重要穴位上，或放在一定距離以外，然後測量師父在練功過程中，其眉間的印堂穴（下頁圖3）、手掌中心的勞宮穴（下頁圖4）及肚臍下的氣海穴（下頁圖5）是否有振動，並與一般人比較。結果，的確量到了約十赫茲【註3】的低頻震

【註3】赫茲：是計算頻率的單位，屬於公制的一種，意為每秒的週期運動次數。其命名取自德國物理學家海因里希·赫茲，符號是「Hz」。

圖3｜印堂穴

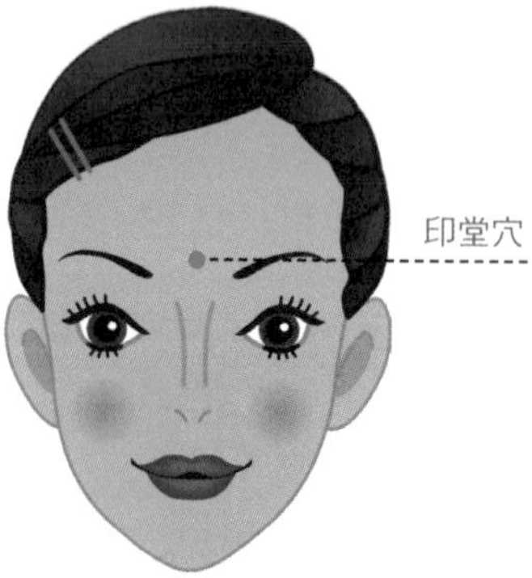

印堂：位於左右眉頭連線的中間位置。

圖4｜勞宮穴

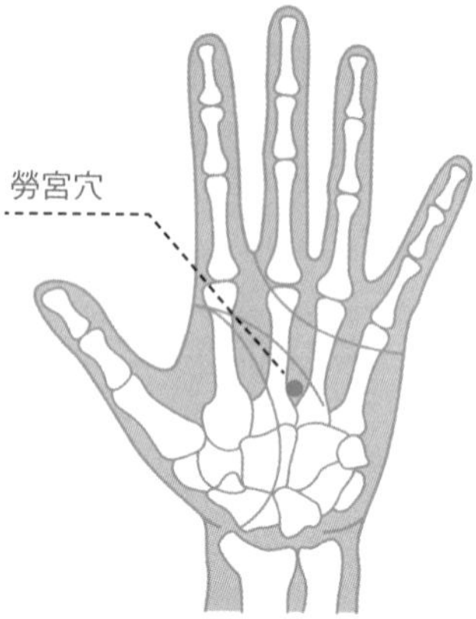

勞宮：位在手掌心中指與無名指之間的位置。

圖5｜氣海穴

氣海：位在肚臍下方一寸半的地方。

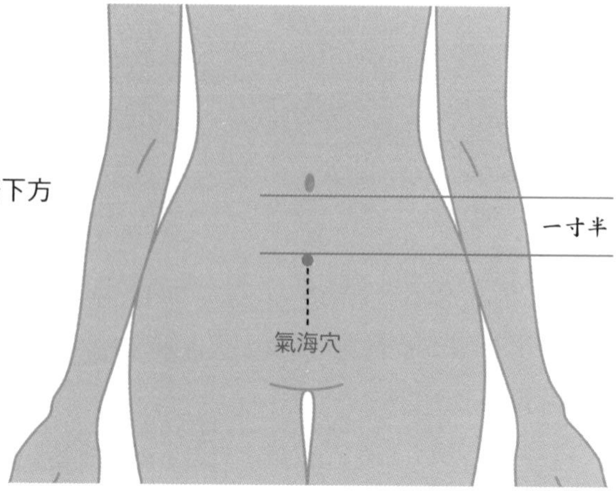

氣功的含義，就是用意識不斷的調整呼吸和身體的姿勢，來鍛鍊身心。

波，比一般人要高十倍左右。這個中心頻率有個約在八到十二赫茲的範圍，隨人不同而有不同。

這顯示氣功師父練功時，身體的穴道產生機械式的振動，推動周圍的空氣形成震波且擴散開來。這種震波由於頻率太低，人耳無法聽見，因此又稱為次聲聲波。一般耳朵可以聽見蟲魚鳥獸及世間一切的聲音頻率，約在一百到兩萬赫茲之間。這個頻率範圍的重要性及生理意義，很快就引導我們發現氣功態的祕密。

一九八八年，北京航天醫學工程研究所的褚中祥等人，在隔音室中重覆了次聲波的測量，並進一步研究氣功師父在不同意念狀態下，穴位震波大小之變化。

他們使用的傳聲器固定於一個可調的支架上，垂直向下，與人體表面可保持一到十公分的固定距離。做實驗時，會要求氣功師父意守不同穴位，再測量穴位發出次聲聲波之大小。

結果發現，只要意守勞宮穴（右頁圖4）、百會穴（下頁圖6）或命門穴（下頁圖7），其穴位產生之次聲聲壓均大幅上升，不過尖峰頻率較陶燕芳等人所量為低，在三到五赫茲左右，只有少數人會高到十到十二赫茲範圍內。

圖6｜百會穴

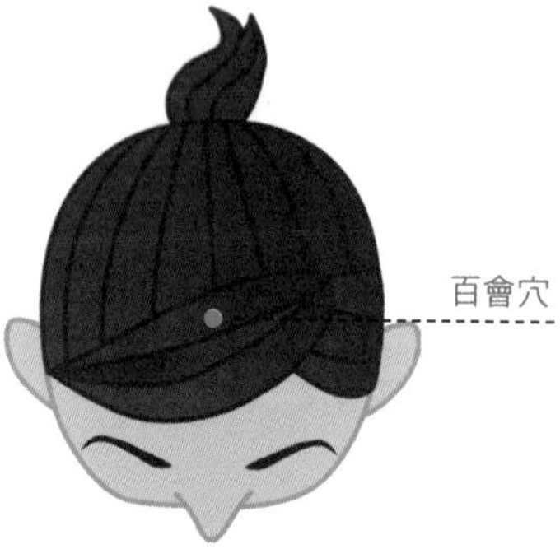

百會：在頭頂的正中央，位於兩耳的連線與眉間的中線交會處。

圖7｜命門穴

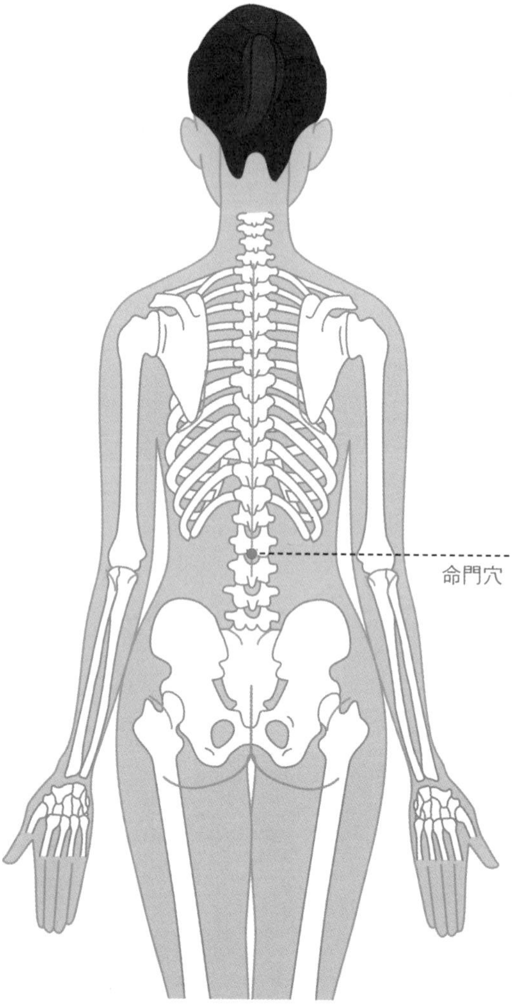

命門：位在後背中線與肚臍周線的交會處。

圖8｜湧泉穴

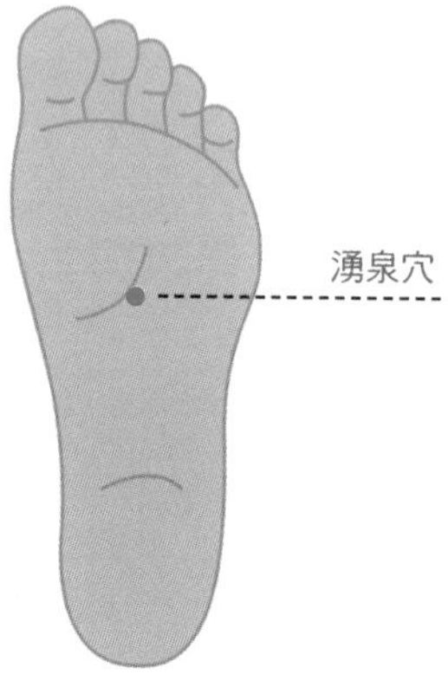

湧泉：位於足心凹陷處。

另外，當氣功師父意守腳底腎經的湧泉穴（右頁圖8），而測量手掌心包經的勞宮穴時，發現次聲聲壓大幅下降，表示大腦有意識的思維活動（即意念），在調節及控制人體次聲信息能量上，無疑是發生了主導的作用，並對氣功療法中的「意至氣至」現象提供了客觀的依據。因為意念集中的穴道，振動的幅度就會加大，而其它沒有集中意念的穴道，振幅就會相對下降。這種意至氣至、打通穴道的經絡就是治病的根本，到了第四章我會再來解釋原因。

練氣功時，人體的重要變化

練氣功時，除了人體重要穴位會產生次聲聲波以外，還有甚麼重要的變化呢？一九八九年，我們從許多的古書、論文及觀察到的現象中，找出了一些端倪。

首先由古書說起，《後漢書‧王真傳》中記載了王真的事蹟，他年過百歲，「視之面有光澤，似未五十者，能行胎息、胎食之方。」胎息即靜坐調息，胎食即咽下口中津液，表示練功時會有口水流出。宋代醫學書籍《聖濟總錄》中，專論氣功鍛鍊方法有咽津、導引及服氣三部分。其中談到咽津法，如此寫道：「開口，舌柱上齒，取津咽之……」，表示以舌抵上齒後方，流出口水而吞嚥之。

這些記載均顯示，練功時唾液分泌會增加。由於唾液的分泌是受自律神經體系的副交感神經控制，口水增加表示副交感神經被刺激，引起腮腺和頷下腺的分泌。

交感及副交感神經屬於人體自律神經系統，無法透過意志控制，當自律神經失調，心臟會產生胸悶、心悸、心跳加速的症狀，至於其它的生理失調症狀，如手抖、頭痛、盜汗、腹瀉或便祕、腸胃不適、頻尿等現象，每個人遇到的問題可能都不一樣，但是透過氣功鍛鍊方式，開始調整副交感神經，就可以調整體質，改善這些不舒服的症狀。

北京清華大學的孟桂榮教授以熱像儀觀察了十位練功者臉部及手掌的皮膚溫度，在練功前後的變化。結果發現，在練功幾分鐘後，有的人是指尖的溫度，有的人手部勞宮穴及臉部溫度會逐漸升高一至四度。

這代表的生理意義是皮膚表面微血管鬆弛，血液向皮膚表面集中之故，通常這也伴隨著血壓下降。不同的練功法及意守不同的穴位，有時也會導致完全相反的變化——血壓上升，皮膚溫度下降。

血管要如何收縮與鬆弛呢？它也是受到自主神經系統的交感及副交感神經的控

透過氣功鍛鍊方式，可調整副交感神經，調整體質，改善不舒服的症狀。

制，而不受個人意識的指揮。我要手熱，它不聽；我要手冷，它也不聽。原來自主神經體系是高等生物演化出來保護生命的一套自主的控制系統，它感到熱，就把微血管放鬆，讓血液流到體表以散熱；它感到冷，就把微血管收縮，以免失溫。而練習氣功顯然會影響到這個神經體系。

練氣功，形同進行一場腦內革命

臺大外文系的鄭教授是外丹功師父張志通先生的大弟子，有一次他提到了師父的功力。只要你隨意在師父手臂上指一個位置，他可在一瞬之間在指定的位置上隆起一個血泡，這表示師父已經能隨意掌控他的微血管，而且定位精確，要鬆即鬆，導致血液聚集。

後來，我也用紅外線偵測器量到李鳳山師父具有同樣的能力，手掌要熱即熱，要冷即冷，隨心所欲。這表示他們透過氣功的修鍊，已經可以用左腦顳葉的意識部位去掌控位於下視丘的自主神經體系。也就是在他們大腦內，隨意與自主神經體系的障礙已經打破，自主神經已經不能完全自主了。修鍊氣功，不僅是調身、調息及調心，它還在充分刺激自主神經體系，進行腦內的革命，直到打破隨意與自主神經體系的生理障礙。

練氣功時，大腦內還有甚麼改變呢？北京中醫學院的劉國隆教授對練功時大腦中樞神經系統的功能狀態，做了詳細的研究。他認為氣功態是由中樞神經所控制，因此研究中樞神經系統之運行，對闡明「氣功」的本質極為重要。因此他用閃光、圖像、聲音及觸覺刺激的方法來刺激眼睛、耳朵及手指，然後測量這些神經信號送進大腦之誘發反應。

結果發現當師父練功時，這些神經信號在大腦傳遞時會受到不同程度的抑制，但是自主神經中樞所在部位的腦幹則明顯處在激發的狀態。這現象不僅可以解釋前面提到的內臟蠕動，手溫變化，即大腦靜、內臟動之「靜中求動」的理論，同時也為氣功練到高段產生的「視而不見、聽而不聞」現象提供了神經生理學的基礎。

劉國隆教授也發現腦神經的另一個重大反應，是腦中的自發電位（腦波）有大幅的變化。他測量上百位練道家內養功的人之後發現，在練功時，頻率為八到十三赫茲（每秒之次數）的腦α波，其振幅會增加一點五到五倍之多，表示腦內電活動大幅提升。

練功時，自主神經中樞所在的腦幹部位明顯處在激發的狀態。

氣功保健的人體研究實證

在氣功保健方面，大陸也做了廣泛的研究。林厚省及駱佩鈺所著之《氣功啟示錄》收集了大量的醫學成果：比如，上海第一醫學院生理教研組發現透過氣功鍛鍊，人們有可能用意識控制內臟及血管機能；蘇州醫學院同位素實驗室發現氣功能改善組織內血流情況，並觀察到練功過程中紅血球和血色素增加，練功後，白血球有增高之趨勢。

上海市第二結核病院發現氣功鍛鍊對呼吸系統，特別是肺的通氣功能、橫隔膜活動幅度、肺氣泡和呼氣的成分、氣體代謝和能量消耗都有明顯影響。

在消化系統方面，練功時胃蠕動頻率加快，胃液、蛋白酶含量及唾液分泌均有增加，導致食慾增加、消化和呼吸功能提高。在中樞神經系統方面，腦α波之變化能降低自主神經的興奮性，使機能紊亂的大腦皮質細胞得到復原，從而為恢復健康，創造了有利的條件。

其它還有大量的成果，證明了祖先用氣功強身保健的智慧。氣功態的大腦，會抑制外來信號，增強自身電壓振盪，逐漸打通隨意與自主神經體系的障礙，它是一個大腦的再造過程，一個由平常腦進化到原始特異腦的腦內革命。

到底這二十多年來，臺灣推展的氣功科學研究，有沒有證實氣功的確可以保健強身或治療疾病呢？一九八九年，臺北三軍總醫院核子醫學部的陳維廉主任就以同位素攝影的科學方法，證實氣功對肝臟具有按摩的作用。他邀請了各門派氣功師父近二十人來練功，希望了解運氣過程對內臟體積及血流量的影響。

怎麼測量內臟的變化呢？他利用自己核子醫學的專業，將放射性元素「鎝」所標定的一種硫化物質打入人體內，這種硫化物會隨著血液流入肝臟及脾臟中。由於上面帶著放射性元素鎝會衰變，放出γ射線，因此，可以利用一個γ射線偵測器來測量運功前後，肝內血流量之大小，以了解運氣過程對肝臟的影響。

經過分析攝影所得的資料發現，不同門派的氣功師父在導引、行氣及吐納時，肝臟都會急遽的收縮及擴張，大小改變十分明顯，肝內血流量的改變達到百分之六。表示練功會促進肝臟血液循環，發揮按摩肝臟的作用。肝臟是由自主神經控制，這項研究再度證實了練氣功會刺激自主神經系統。

臺大醫學院內科的蔡敦仁教授經過多年的研究發現，某種氣功運動可以改善尿毒症病人的生活品質。練氣功後，病人自覺症狀包括胃口、體力、大便次數有明顯

在導引行氣時，肝臟都會急遽的收縮及擴張，對肝臟具有按摩的作用。

改善，性活動次數增加。以客觀方法評估，病人之體能指數有明顯改善，其機轉部分與微血管循環之改善有關。這篇論文於一九九五年發表於世界最好的腎臟科期刊上，蔡醫師因此而升等教授成功。

另一個例子，是臺大醫學院復健科的賴金鑫主任及藍青醫師，他們研究了中老年人練習太極拳對心肺功能的影響。透過兩年追蹤的結果可以發現，持續練太極拳的中老年人，其吸收氧氣的速率衰退得比較慢，也就是心肺功能比不練拳的人要好些。這些論文也發表在世界著名的復健領域期刊上，賴主任也因此而升等教授成功。後來十多年，當然還有許多的研究人員參與了氣功、靜坐對改善身體健康的研究。國科會（現為科技部）近十多年來，持續支持氣功、靜坐健身的研究，表示修鍊氣功已受到社會及學術界的支持。

解開外氣的謎題——第五種力

「外氣」也就是武俠小說中所說的掌風，是不是真有其事？外氣的性質到底是甚麼？

現代科學認為所有具有溫度的物體，包括你我、桌椅、牆壁、書本等都會發射電磁波，叫做黑體輻射。大家把手掌靠近發熱的鍋子或電爐，手掌感覺熱熱的，就是接受了鍋子黑體輻射的後果。

其理論於一九〇〇年，由德國科學家普朗克（Plank）【註4】所推導出來。他最主要的假設就是，電磁波（光）的能量是量化的，與其頻率（ν）成正比，也就是一個光子的能量（E）是普蘭克常數（h）乘以頻率（ν），E＝hν。而光子的數目是整數的一、二、三……也就是量化的。而不是如馬克斯威爾（James Clerk

三到十微米的紅外線，對一般生物分子影響很大。可以用來照射癌細胞抑制它們的生長。

Maxwell）的古典電磁波理論，電磁波能量與振幅平方成正比。因此光是不連續的，由此開創了量子的世紀，導致二十多年後量子力學的出現。

一般人手掌溫度為三十七度C，其黑體輻射頻譜的尖峰波長在接近十微米左右，有一相當寬的頻寬。一般可見光的波長是從零點四微米（藍光）到零點七微米（紅光），而室溫黑體輻射中比較強的部分，為三到十微米的電磁波，是眼睛看不見的光，波長比紅光還長叫做紅外線。

軍隊用的夜視鏡就是在看人體發出的紅外線，晚上時可見光會消失，導致大地一片黑暗，但是戴上夜視鏡，觀看周遭環境中人體、動物等溫度比環境高的物體時，看起來會跟白天一樣很亮，就是這種紅外線。

三到十微米的紅外線對一般生物分子影響很大。因為所有生物分子的組成元素主要都是碳、氫、氧、氮、磷等原子，不同原子組成分子鍵的伸縮震盪模式其頻譜大都在三到十微米之間。可以想像得到，當生物分子正在進行生化反應，入射的紅

【註4】普朗克：馬克斯・普朗克（Max Karl Ernst Ludwig Planck），是德國物理學家，量子力學的創始人，二十世紀最重要的物理學家之一，並在一九一八年獲得諾貝爾物理學獎。

外線會引起分子鍵的強烈震盪，當然會干擾到化學反應的進行，產生不同的反應結果，因此可以用來照射癌細胞抑制它們的生長。但是除了紅外線以外，外氣中還有其它的物理成分嗎？

外氣證實能殺傷細胞

一九八四年，上海第二醫科大學附屬瑞金醫院的劉德傳教授與上海氣功研究所的馬春教授合作，對體外培養的人體肺癌及肝癌細胞，做發布外氣之實驗。

他們將裝在瓶內的癌細胞，分成實驗組及對照組，並在培養到第三天生長最旺盛時接受實驗。實驗的癌細胞瓶，分別接受氣功師的外氣二十五分鐘；對照組的癌細胞瓶，則同時接受一位不懂氣功的人士，模仿師父的做法進行。實驗完後，再把癌細胞培養瓶放回攝氏三十七度C的孵箱中，繼續培養二十四小時。

結果發現，接受外氣的肺癌細胞，部分變性壞死，細胞核溶解；肝癌細胞內線粒體內猗斷裂，糖元分散，壞死很多，與對照組有顯著的不同，顯示外氣確能殺傷細胞，但是不是紅外線造成的並不清楚。

接受外氣的肺癌細胞，部分變性壞死，
細胞核溶解。

一九八七年，大陸的學者顧涵森，用紅外線探測儀量到了氣功師父的手部勞宮穴所發射出八到十四微米受低頻漲落調制的紅外線信號。另外，用鈮鋰酸鉛壓電陶瓷探頭，收到了發功時所發出的壓力波，並測量出壓力波傳遞的速度是在每秒十三到一百零四公分之間。

北京原子能研究所的姚歷農與顧涵森合作，用光電倍增管的核能譜儀收到外氣中之X光頻譜，峰值在3.5 KeV【註5】附近，半高寬為2.1 KeV。

凡此種種證據都顯示了外氣中的確含有多種能量型式，包含還沒有量出的部分，我們通稱為「生物能場」。不過另外還有一種「氣」，例如水晶、礦石、樹木、山川都有氣，如果這些氣真存在的話，顯然是一種物理的力場，與人的生理或心理狀況無關。而現代科學所發現的力場只有四種形式：萬有引力、電磁力、強弱作用力，哪來的第五種力可以歸類為氣或生物能場？這個疑問形成了我氣功研究的第一道謎題。也是向現代科學的挑戰。

【註5】eV：為electron volt的縮寫，簡稱電子伏特，是能量的單位。

與氣有關的神奇療法

當時國科會為了吸引大家的研究興趣，還邀請參與者去拜訪了陽明醫學院（現在的陽明大學）傳統醫學研究所的所長崔玖教授，看她展示穴道電檢儀（傅爾電針），用電針測量經絡電導的神奇效應。

從傅爾電針發現氣行經絡的奧祕

傅爾電針是德國醫生傅爾於一九四〇年代末期發現的，他當時患了攝護腺癌，被判定將不久於人世，於是尋找另類療法來醫治，因而找到了中醫傳統的經絡療法並予以改進，把針刺改成電針，藉由十微安培的電流，送進人體穴道，並測量通過

傳爾電針藉由測量通過此穴道經絡的導電度，了解此經絡系統的健康狀態。

此穴道經絡的導電度，可以反映此經絡系統的健康狀態。

比如說若測得大腸經電導穩定，表示大腸系統健康，如果電導隨著測量時間會有偏墜，則表示大腸系統有問題需要治療，這種檢查法屬於大腸還沒有生病前的「診病於未病」境界，可以說是中醫兩千多年來，第一次發現經絡系統除了可以用來針灸治病，竟然還可以用來診斷疾病。這是一項偉大的發現，把中醫經絡理論推上醫學的另一個高峰。

不可思議的是，傅爾醫生還發現運用電針的神奇治療方法。

據說有一次，他用電針幫病人診斷完後，發現某條經絡有問題，等病人到會客室休息半小時，再進來後，測量同條的經絡竟然變正常了，讓他大惑不解。

於是，他問病人這半小時內做了甚麼事情，病人從上衣口袋拿出一包藥，向醫生解釋，這是半小時前朋友給他的藥。把藥拿出後，再用電針測量，經絡電導竟然又不正常了，一旦藥放回口袋就正常了。

原來藥不用吃下肚，只要接觸身體就能發揮藥效，真是驚人。於是，他改用一小瓶絕緣不導電的信息水，放在測量電路中，竟然可以找出受試者某條經絡不健康的原因及治療的方法。

這對學電機工程的我來說，這簡直是天方夜譚，一瓶不導電的水竟然可以改變身體經絡系統的導電反應，由於我當時對中醫知識貧乏，不了解這代表甚麼意義，只是覺得奇怪，信息水內似乎有一種信息會穿透玻璃，進入人體造成影響。這與氣功有甚麼關係？

後來，我猜測修鍊氣功是要打通任督二脈、氣走大小周天，所以傅爾電針看到的現象，可能與「氣行經絡」這個傳統說法有點關係？這個現象形成了我的第二道謎題，放在心中二十餘年。

用鼓聲刺激心跳的頻率，宛若得氣

當時，中央研究院物理研究所王唯工教授早就開始研究氣功，而我們都是門外漢，聽說他有一套方法可以幫忙練出氣功，我感到很新奇，特地找了一個時間，去拜訪他的氣功研究室。

原來，王教授設計了一個大鼓，練功的人可以坐在鼓前，將鼓夾在兩腿之間閉目靜坐。這段時間內用力敲打鼓面，真的可以感受到鼓聲波浪般的衝擊，震得全身

王唯工教授用鼓聲刺激心跳的頻率，讓全身血管系統形成一和諧共振的動脈樹。

發麻，胸口一緊似乎可以產生得氣的感覺。

王教授的理論很簡單，他認為人體各部位均需要血液之供應，而血液輸送全身是具有週期性的，其基本頻率就是心臟跳動的頻率（約每秒一點二次），心臟打血經血管而流往全身，而身體不是一個線性的系統，即便壓力增加一倍但血流卻不是只改變一倍。而是以非線性的平方或立方方式改變，因此所有心跳基本頻率的兩倍頻如二・四赫茲，三倍頻如三・六赫茲等等，均會出現在脈搏中。

王教授認為不同的倍頻會刺激人體不同的經絡系統，因此全身血管和經絡經由心臟的刺激會形成一個和諧共振的動脈樹。

王教授曾經測量過氣功師父練功時脈搏的變化，結果發現脈搏中第三、第六及第九倍頻成分會產生大幅增加的現象，因此用鼓聲去刺激人體，引發並增強這些倍頻成分，會幫助一個人很快練出氣功，這就是所謂的「共振刺激法」。

他因此設計了一個水床，先讓人躺在床上測量脈搏，找出比較弱的心跳倍頻，然後，打開馬達，用這個頻率打水振動身體產生共振，增加這個經絡系統的能量。

用氣打通任督二脈，可一天治病

當我任督二脈都打通以後，出現了兩件神奇的事情都與治病有關係。第一件事，是我原本患有支氣管炎，從大學時代開始，每到秋冬遇冷受涼，則開始咳嗽，一咳就是兩到三個星期，即使去看醫生吃藥，也要花差不多的時間才能痊癒。

我學會氣集丹田那年是三十六歲。那一年冬天，支氣管炎又開始發作，第一天晚上，我練功打通任督二脈以後，第二天就比較不會咳了，但知道氣管還是有問題，第二天晚上再練功一次，第三天就完全好了，不只是暫時好了，而且是從此就好了，三十年來只復發過一次，為了長久不生病不好，身體防禦系統沒有機會活化，生病那一次是因為我故意不練功抵抗。

另一件事是我不會感冒了，一旦覺得鼻子喉嚨不舒服，表示病毒入侵，我在晚上睡覺前，一定練功打通任督二脈，一般來說，第二天就恢復正常，不會生病了，因此我這二十多年來基本上都不生病了。

這一方面是好事，生活品質提高，一方面也是壞事，因為長久不生病，失掉警戒心，也不練氣功了，導致二〇〇九年因過度疲憊發生輕微的小中風，雖然由於過去練功的底子，住院開刀後十天就出院，但是還是有後遺症。這明顯是警告我要恢復練功，因此痊癒後我就每天練功直到今天。

練功為甚麼能保持身體健康？

練功為甚麼能保持身體健康呢？當年，我收集國內外各種研究的文獻廣泛研讀，得到的結論可能有二：第一是微血管鬆弛，改善血液微循環，可以把充足的養分送到每個細胞，並把每個細胞排泄的廢物收集排出體外，自然個個細胞都很健康，不容易生病；第二是練氣功會充分刺激自主神經系統的交感及副交感神經，造成內臟的蠕動，相當於常常按摩內臟，自然比較健康。

練氣功，可以改善血液循環，和刺激自主神經和副交感神經系統。

可是我大惑不解的是，「為甚麼打通任督二脈後，通常一天病就好了？」一般吃藥卻要等三、四天到一星期左右，這形成我研究氣功的第三道謎題。

待一切準備就緒，可以展開氣功的研究了，我所不知道的是，一旦走上這條道路，蓬勃壯闊的天地之謎，每三到五年就在我的面前出現指引，例如：手指識字、念力、特異功能、信息場、撓場、信息醫學……等等，把我一步步帶向宇宙的實象。待氣功三大謎團一一獲得解答，經絡之謎也同樣獲得解答，回首來時，真是不虛此行。

第二章

揭開氣功的祕密，證得腦與經絡共振之道

「玄之又玄，眾妙之門。」——《道德經》

對不會氣功的人，
是否可由刺激腦波而產生共振，
讓人進入氣功態呢？
一個解開氣功奧祕的契機已經出現。

當腦波與氣功產生共振

我去參觀了中央研究院物理所王唯工教授的實驗室，被他的大鼓一敲震得氣血翻騰，心裡產生了疑問，氣功真的只跟刺激血液循環後所產生的動脈共振樹有關嗎？與大腦及神經系統的關係又如何？

從生命演化的共振，得到激發氣感的靈感

一九八九年初過舊曆年前，我參加了一場「電磁場對生物細胞的影響」討論會，主持人臺大電機系的馬志欽教授提到了地球上空電離層與地面所形成的同心球體共振腔，可容許電磁場之全球振盪。地球上只要任何一個地方出現閃電，都會激

從促進地球生命演化的舒曼共振，找到刺激腦波共振而激發氣感的方法。

發這個共振腔之電磁振盪，振盪的頻率很低，約在八赫茲左右，是德國科學家舒曼（Shumann）所發現，叫做舒曼共振。地球早期各種形態的生命可能就是受到這些低頻電磁場之調制而演化。

當時我突然「靈光一閃」，幾乎從椅子上跳了起來。因為從大陸氣功研究文獻上我早知道，氣功師父練氣時，身體重要的穴位會產生五到十赫茲左右的次聲聲波；練功時 α 腦波會大幅增加，而 α 波之頻率為八到十三赫茲……等等事實都與八到十赫茲的低頻有關，只是從來沒有把這些數據串接起來思考。

此時，忽然想到腦波和氣功之產生一定有密切的關係，對一個不會氣功的人，是否可以由刺激 α 腦波產生共振而激發氣感，讓人進入氣功態呢？理論上，只要做個實驗應可證實。

神經是人體電訊息的傳遞管道，血管是血液輸送養分或排除廢物之管道，哪個會是引發氣功的主要因素？或兩者皆是？一個解開氣功態奧祕的契機已經出現。

為測得第六感，發現了測量腦波的技術

一九二九年，德國的醫生貝克（Dr. Beck）在病人的頭頂上貼了兩個電極，結果量到了電壓為幾微伏到幾十微伏的低頻振盪信號，原來大腦內有個自然的韻律在運作，稱作腦波。這個發現在一九三〇年代的歐洲媒體界引起了一陣轟動，因為自古以來所流傳的「心電感應」或「第六感」等現象，似乎因此找到了科學的根據。

自從十九世紀末期發現了電磁波後，大家都知道電荷【註6】的振盪會發出電磁波，人腦既然也有電信號的振動，那大腦的思想是不是也會藉由電磁輻射發射出去被他人偵知？但是後來經過更多的實驗發現，這種低頻的電磁輻射能量太低，幾乎偵測不出來，更遑論接收了，因此新聞界的關心逐漸退潮，終至銷聲匿跡。倒是量腦波偵測腦部病變的技術流傳下來，今日已成為所有醫院腦神經科的標準配備。

腦波與生理狀態息息相關

一般人在張開眼觀賞五彩繽紛的世界時，大腦內充滿了來自四面八方的雜亂

圖1｜閉眼出現α波，睜開眼變成β波

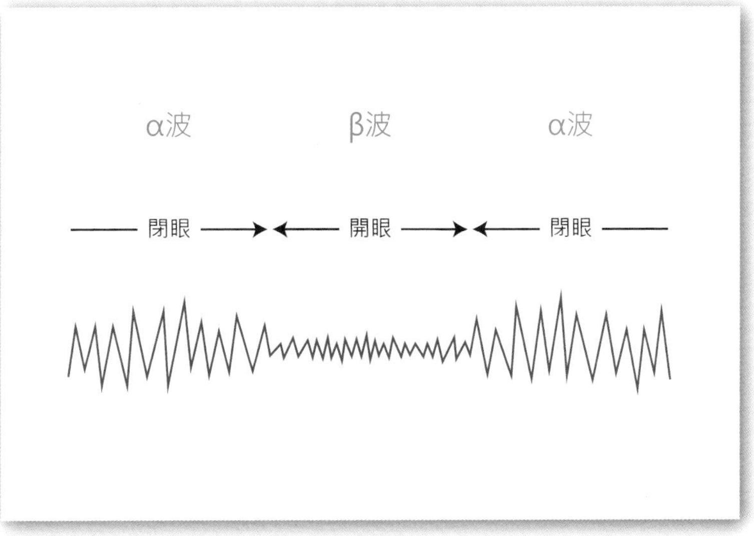

一般人張開眼時，腦內充滿了雜亂的腦波，叫做β波；一閉上雙眼，隔絕外界干擾，腦中會出現象徵健康的α波。

信號，此時量得的腦波電壓很低，頻率約在十四到三十赫茲，叫做β波；但是一閉上雙眼，隔絕了外界的干擾，再加上肌肉的放鬆，肌電活動降低，有的人幾乎是瞬間或幾秒鐘，腦殼上會出現振幅較高，頻率在八到十三赫茲的腦波，叫做α波（圖1）。如果閉眼靜坐太久，太舒服而開始打瞌睡，則α波消失，有時會出現四到七赫茲較低頻的電壓振

【註6】電荷：在電磁學裡，電荷是物質的一種物理性質。帶有電荷的物質為「帶電物質」，帶電物質的加速運動就會產生電磁波。

盪，叫做θ波。如果再深沈入睡，則會出現四赫茲以下、零點五到三點五赫茲的腦波，叫做δ波（圖2）。

圖2｜腦波與生理狀態的關係

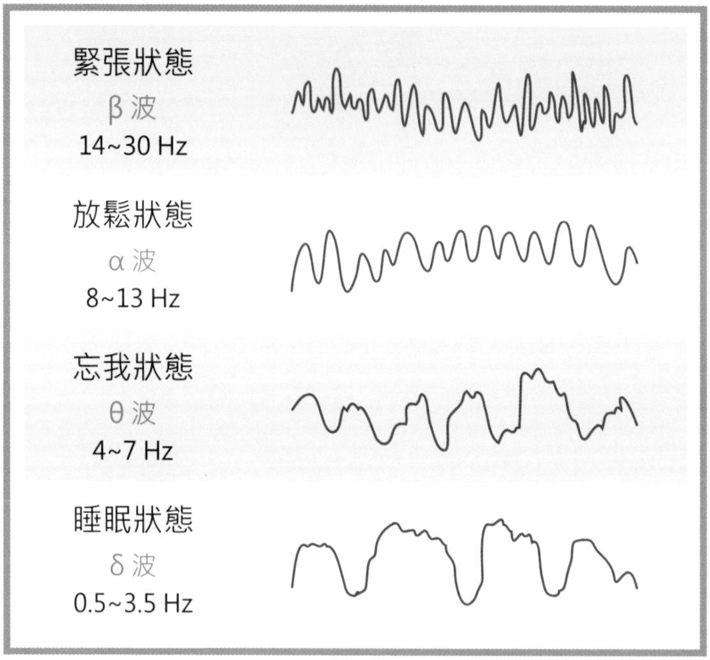

如果閉眼或靜坐太久，而開始打瞌睡，則α波消失，出現較低頻的θ波。如果深沈入睡則會出現4赫茲以下的腦波，叫做δ波。

人腦也有電信號的振動，那思想是否也能藉由發射電磁輻射被偵知？

若研發出刺激氣感的技術，將減少健保支出

練氣功會增強α腦波，反過來說，對一個不會氣功的人，是否也可以激發他的α腦波來產生氣感？如果這是真的，那麼每一個人都能用刺激法很快的練出氣功，那是多麼的偉大，這不但可以揭開氣功的神祕面紗，也可以促進練功者的健康，而大幅減少健保的支出。

當時，我推測氣感的產生與循經傳導的現象，主要是由增強腦中α波所激發的神經信號引起的，使身體各部位的組織、細胞、脈管經由同一頻率神經信號的刺激而做局部運動。當大部分組織的振動達到同步，便會以某種模式呈現大範圍的運動或長距離傳導，而振動傳導中壓迫神經送回大腦的感覺即為氣感。穴道可能是振動通路上的共振腔，能使振動傳遞很遠而不易衰減。

用感官刺激，增強α腦波

怎麼樣來增強α腦波呢？作為電機工程師的我占有優勢，電路領域中放大信號的其中一個方法，就是利用電路的回授設計與信號源頭產生共振。因此要仿照電路回授設計，我們首先要了解α波產生的源頭。

一九七〇年代，科學家發現α波是在脊椎骨頂端大腦中心之視丘部位產生，近代也有認為α波是直接從大腦皮層生成的（圖3）。

視丘是人類五官（視、聽、嗅、味及觸覺）信號進入大腦皮層作解調分析之分配站，很像電話系統內的交換機。因此要激發α波最簡單的方法就是利用共振方法，經由感覺器官送進與腦波同頻率的刺激信號。比如α波主峰在十赫茲，就用十赫茲的閃光信號來刺激視覺，或調變在十赫茲的音樂，來刺激聽覺以產生共振，但是這種方法有效嗎？

圖3｜腦中形成α波位置

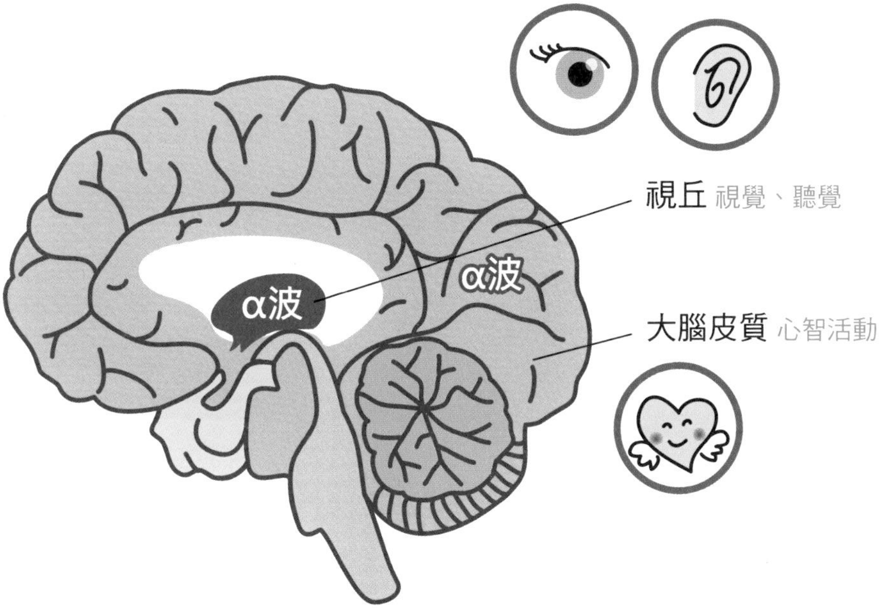

α波是在脊椎骨頂端大腦中心之視丘部位產生，
近代也有認為α波是直接從大腦皮層生成的。

發現氣功的練功訣竅

一九八九年二月，當我決定以刺激法來增強 α 波之大小時，那時候還不知道如何測量腦波。不過初生之犢不畏虎，我找了自己指導的研究生共十二人，設計了以閃光刺激視覺的方法來進行實驗。

刺激視覺與聽覺，成功激發氣感

我們買了一個眼鏡框，框架中塞入一塊保麗龍板，中間挖一個小洞剛好塞下一顆發光二極體。實驗的時候分成兩組，讓實驗組戴上鏡框，在暗室中採禪密功站姿，並用十一赫茲的信號驅動綠色發光二極體照射閉闔的雙眼；另一組為對照組，

視覺刺激較能成功引發氣感，聲音刺激對沒學過氣功的人的得氣效果並不顯著。

在暗室中同樣採禪密功站姿，不受外界任何刺激，時間以十五分鐘為準，總共實驗三次。

實驗的結果顯示，對照組的五人由於沒有閃光刺激，除手掌略麻外，均無其它感覺。而實驗組的七人中，有四個人產生強烈之氣感，除了氣集丹田外，甚至會氣行任脈，顯示閃光刺激的確是有功效的。

接下來，嘗試以聲音來刺激聽覺，一般人耳朵無法聽見十赫茲的聲音，因此，必須用聽得見的高頻樂音用切割的方法，調變成每秒十個音節「打、大、達、瘩、答、搭……」

我們用個人電腦來產生這種聲音，並用錄音機錄下來做為實驗之用，經過重複的實驗，我們發現聲音刺激對沒有學過氣功的人效果並不顯著，但是對學過氣功的人成效卓著，其中有一個案例讓我大開眼界。

東邪黃藥師的「玉簫聲」，真有其事？

有一次，我去臺北醫學院（現在的臺北醫學大學）演講，中途把這個千挑萬選的聲音放出，不到三十秒鐘，聽眾席中一位黃姓講師突然大力晃動四肢，雙腳猛踏地板、發出巨響，然後突然從座位上彈起，並順著椅子跌落到地上，全場為之震驚，我馬上關掉錄音機，聲音一停之後，他馬上從地上站起來，好像沒事一樣。後來，我才知道他已練習打坐七、八年，很容易與外界刺激產生共振。

我把這個現象叫做「魔音穿腦」，它讓我對《大漠英雄傳》書中描述東邪黃藥師的「玉簫聲」以及西毒歐陽鋒的「鐵箏韻」交互激盪、撼人心弦的效果產生了無窮的敬意。

聲音可以與人的元神（也就是靈魂）直接溝通，加上利用 α 波將大腦神經網路的識神激發共振，元神與識神就是心理學大師榮格所稱的第一人格與第二人格，讓兩者相互激盪，產生不可思議的效果。

不論是閃光或是魔音刺激，都需要準備儀器設計程式，很不方便，而且想變動閃光或聲音的頻率相當困難。有沒有更簡單的刺激方法呢？

聲音可以與人的元神直接溝通，加上利用 α 波，將大腦神經的識神激發共振。

用感官刺激，增強 α 波

有一天早上醒來，我突然想到自己也會發聲，並不需要用電腦產生聲音，是不是能用快速的答數，自己用聲音刺激來引發共振，比如每秒鐘默唸一到十，要有韻律的念，像軍人答數時一樣不斷重複，結果答了一分鐘左右的數，覺得丹田的氣機好像快要發動了，不過肺部已經沒氣了，要停下來深吸一口氣，再重新開始答數。這一停下來吸氣，所有的氣感瞬間消失、無法持續，看來答數觀念正確但不實用。

怎麼辦呢？那就不要出聲，改成快速的思想，利用左腦顳葉有規律的放電（默想），與距離不遠的視丘部分，產生交互刺激。我劍及履及地馬上跳下床，採禪密功站姿，並用快速思想練功，每秒默想一到十一次，不停地重複，沒想到只不過十幾秒的時間，氣感真的在丹田附近很小一個部位出現，效果驚人。當然，一個人的實驗結果不具說服力，還要累積許多人的結果來做統計分析。

人人可用快速思想練功

當天早上到了學校，馬上集合我所有的研究生，要求大家當天晚上睡覺前，躺在床上用禪密功躺姿答數練功，並於第二天報告結果。

受試人總共有十四位，除了六位沒有興趣，每天都還沒有練完就睡著之外，其它八位中有五位研究生在三十分鐘以內「氣集丹田」；有兩位研究生在十五分鐘內「氣走任脈」；還有一位花了十個晚上、累計一百五十分鐘也出現了「氣集丹田」現象。

這位同學一向對武俠小說著迷，前幾天晚上怎麼答數也練不出來，但是相信老師沒有騙人，因此鍥而不捨的練習，終於出現了氣感，第十一天一早就跑來告訴我，「他興奮得一個晚上睡不著覺」。

有一位當年沒興趣的同學，到二〇一五年時都已經五十二歲了，聽了我幾十年重複的勸告，終於決定晚上試試答數練功，沒想到當晚就氣走督脈，也終於相信我的理論。

在眾多刺激法之中，「快速思想練功」
是進入氣功態的捷徑之一。

在眾多刺激法之中，透過「快速思想」的刺激，是進入氣功態的一個捷徑，它似乎揭露了氣功態的一部分奧祕。我從此把這「快速思想」練功法稱做「科學氣功」，任何人問我練甚麼功？我一定回答「科學氣功」，當然通常換來一臉狐疑，必須加以解釋。

閃光刺激氣感的腦波實測

經過實證，發現「快速思想」、「閃光刺激」等方法對於引發氣感非常有效。但是這些感覺只是受試者主觀的感受，有沒有客觀的指標可以測量呢？尤其我們一直強調刺激腦波可產生共振，到底腦波有沒有真的增強呢？唯一的辦法，就是實際去測量。但是到底要買甚麼樣的儀器？要如何測量？對缺乏醫學背景的人來說是蠻難跨越的第一步。然而，世間事常無法意料。

我和臺大腦神經科展開八年的合作

一九八九年初，臺大醫學院神經科的陳榮基主任及張楊全教授對氣功研究也產

透過閃光和快速思想刺激，到底腦波有沒有真的增強呢？實測的結果是肯定的。

生了興趣，他們正好是腦波的專家，也不畏正統醫學界的異樣眼光，毅然加入了生物能場的研究行列，正好讓我的難題迎刃而解，從此展開了我和臺大腦神經科近八年的合作。

張教授專門研究練氣功時大腦中視覺、聽覺及觸覺誘發電位之變化。我則研究練氣功時α波振幅及頻率的變化，以及刺激法對腦波之影響。所有的實驗都是在臺大醫院西址地下一樓的腦神經科測量室內，由受過專業訓練的護理人員來操作。當時臺大醫院還沒有搬往東址新大樓，測量室相當狹小擁擠，而且須以測量病人腦波為優先，我們必須等空檔時間，才能插入進行實驗。

下頁圖4為量腦波的機器（EEG）及頭頂電極分布圖。

我們一般只貼四個電極：枕部的O1及O2，頂部的C3及C4。將O1和C3的左腦電信號，送入第二頻道；O2和C4右腦電信號，送入第一頻道。等左右腦的信號送入腦波機後，每十秒鐘做一次快速傅立葉轉換【註7】成左右腦的兩排腦波頻譜功率圖

【註7】快速傅立葉轉換：傅立葉分析將訊號從原始域（通常是時間或空間）轉換到頻域，廣泛的應用於工程、科學和數學領域。

圖4｜腦波機（EEG）與頭頂電極貼片位置

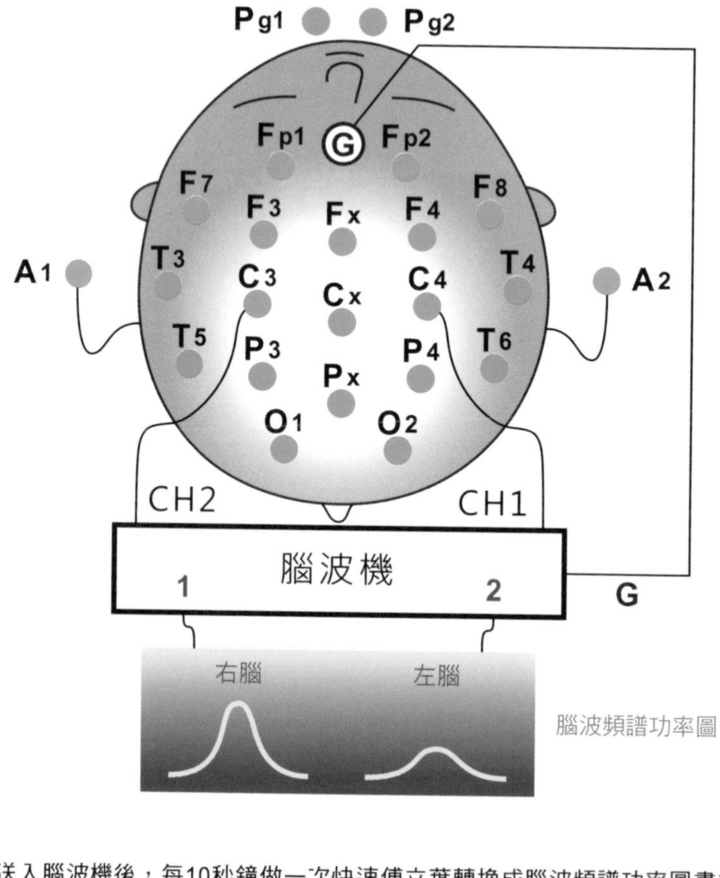

等信號送入腦波機後，每10秒鐘做一次快速傅立葉轉換成腦波頻譜功率圖畫在下方，右腦數據畫在左邊，左腦數據畫在右邊。

畫在下方，右腦數據畫在左邊，左腦數據畫在右邊。

一開始，我找了很多學生來嘗試「閃光刺激」及「快速思想」的實驗。一般先請學生坐定放鬆，雙眼閉上，保持似笑非笑的狀態，然後用頻譜分析儀展示腦波尖峰的頻率。通常一個人的腦波頻譜不會太純，常有幾個尖峰，代表大腦不同部位神經網路的運作有不同頻率，各自以不同韻律掌控身體各部位。

這時，我們會使用閃光燈，當調到該位學生的主要尖峰之頻率就開始閃光，透過受試者的眼皮進入視網膜，然後觀察腦波功率之變化。通常在不到一分鐘之內，與閃光頻率相同的腦波主峰功率會大幅增加到兩倍以上，但是受試者不一定會有氣感產生，也不會有不適的感覺。

我們有時也會針對比較小的功率尖峰（副峰）調整閃光頻率來刺激，結果產生了意想不到的效應，副峰振幅當然增加，但是腦波主峰會受到明顯的抑制，振幅下降，受試同學第二天來向我抱怨，前一天做完實驗回家，頭痛了一個晚上，表示大腦主峰所控制的大腦部分之運作受到了相當大的干擾。這也顯示大腦 α 波主峰頻率主導了大腦或身體的主要運作。

氣功引發共振的證據

一九八九年三月，我們終於從腦波實驗中，找到了能引發氣感的證據。

左頁圖5是一位孫姓同學做閃光刺激時的腦右半球腦波頻譜圖，時間進行的序列是由下而上，將每十秒鐘測得的腦波數據做一次傅立葉轉換為頻譜後，在紀錄紙上畫出一條頻譜圖線，橫軸是頻率，縱軸是此頻率的腦波強度。

實驗開始後，孫同學先閉眼靜坐，一閉眼後腦波頻譜出現兩個尖峰，一個較大振幅在十點二赫茲，定義為主峰，另一個振幅較小尖峰在九赫茲，定義為副峰。由於兩者頻率都在八到十三赫茲之間，因此都叫做α波。

我先用十點二赫茲之閃光照在孫同學閉闔的眼皮上。透過眼皮，光仍能進入眼睛照進視網膜，當送進大腦的神經信號刺激α波主峰後，約一分鐘左右振幅大增，

圖5｜腦中形成α波位置圖

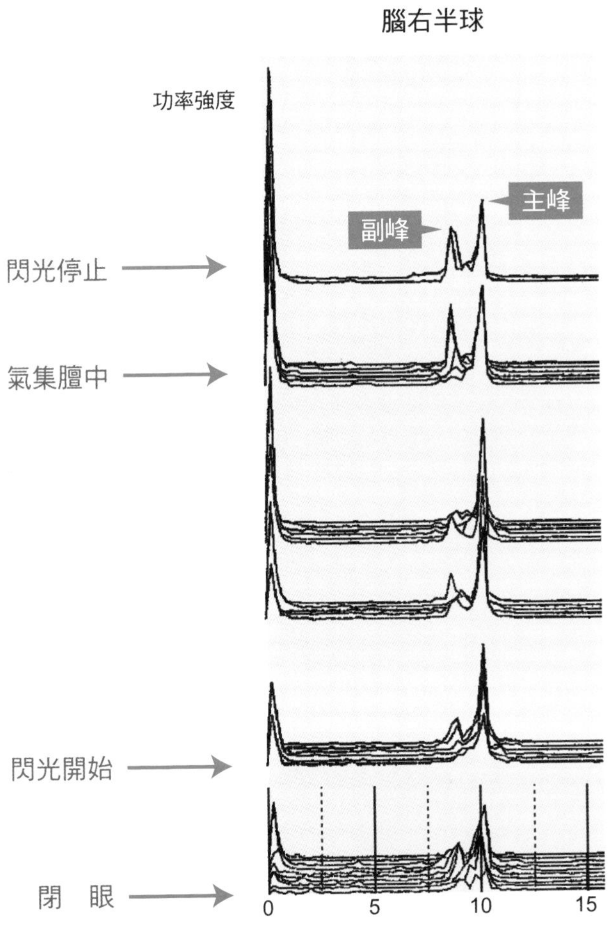

開始閃光刺激，腦α波副峰明顯增加。

在第四分鐘時，孫同學胸口開始收緊，產生「氣集膻中」（圖6）的現象。同時，在上頁的腦波頻譜圖上可以明顯看到，九赫茲的副峰振幅突然大幅增加，這顯示胸口肌肉收緊，壓迫神經送回大腦的信號衝擊著主峰及副峰。

圖6｜氣集膻中的位置

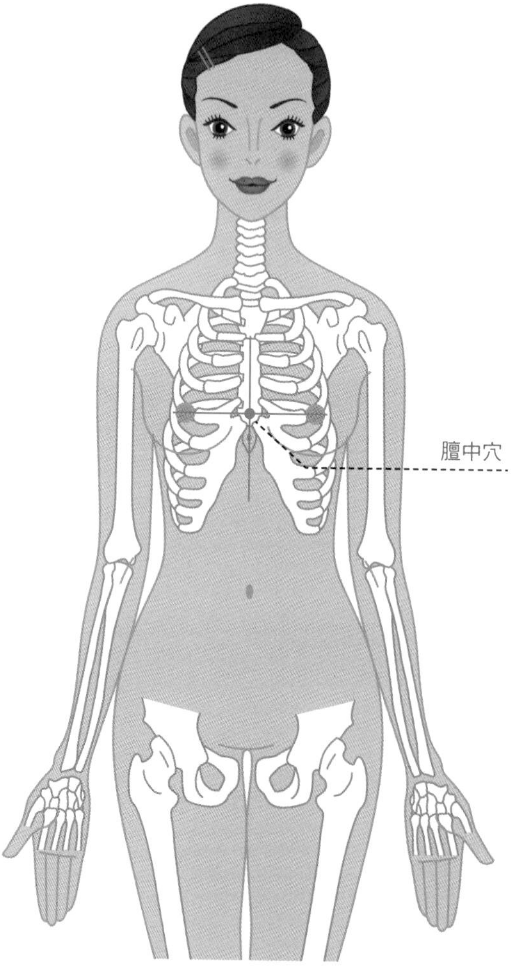

膻中：左右兩邊乳頭的正中點與胸骨中線的交接點。

用閃光刺激視覺，發覺可使人體產生氣集膻中的現象。

主峰振幅本來就很高已達飽和，經新刺激已經不能再加強了。但是副峰振幅本來還小，受到刺激後大幅增加，表示這是回授信號，也證實共振現象已發生。

增強α波，就如同插上電源

另一位陳同學則以「快速思想」答數練功時，呈現如下頁圖7所示，只不過十秒鐘，α腦波位於八點六赫茲之主峰大幅增加兩倍，但是並沒有氣感產生。答數到三分四十秒後「氣集丹田」現象發生，而α腦波於九點二赫茲的副峰大幅增加，表示這是回授信號刺激的結果，也證實共振現象已經發生。

這兩個實驗顯示氣功共振態的產生分成兩個階段，就好像使用電器前，要先把插頭插入插座接上電源，再打開開關送電一樣。

增強α腦波，就如同接上電源，但是還沒有產生氣感，必須等身體各組織器官協調準備好，一旦α腦波增強，引發對神經信號的刺激，會導致大面積組織器官同步反應收縮，相當於打開開關，氣感於焉產生，肌肉收縮壓迫肌肉內部神經產生的信號回送大腦，讓意識產生收縮的感覺，同時這些信號把腦波振幅還小的副峰全面

圖7｜陳同學快速思想練功，氣集丹田

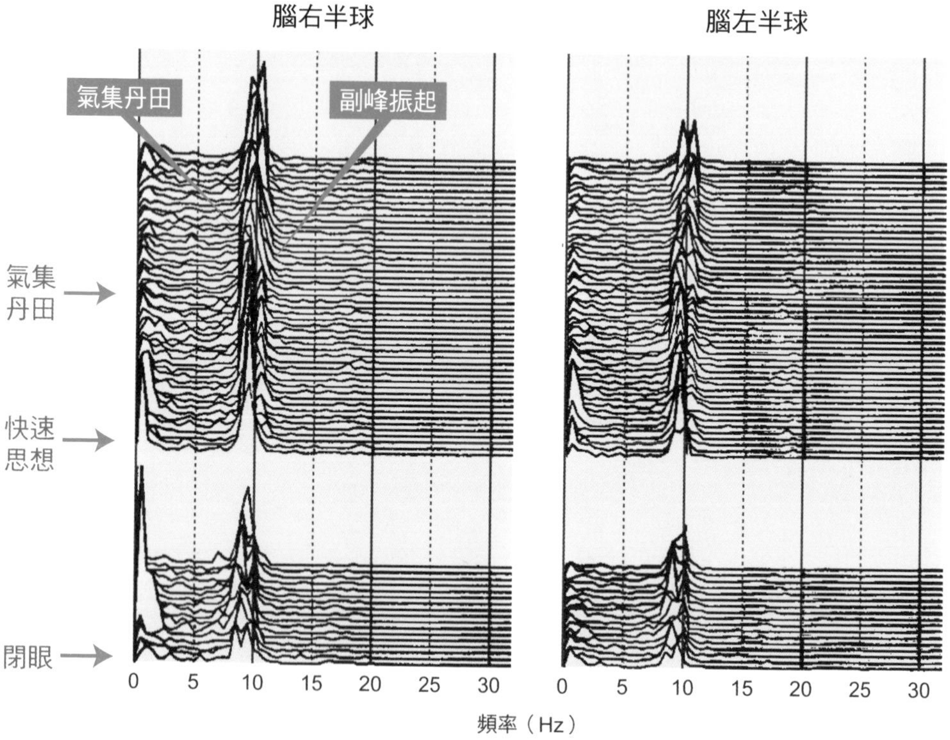

陳同學快速答數到3分40秒後，發生「氣集丹田」，腦α波於9.2赫茲的副峰大幅增加，證實共振現象的產生。

一旦 α 波增強，刺激神經信號，導致各組織器官收縮，氣感於焉產生。

激發產生共振，證明了氣功共振態的現象。主峰振幅原來已經大到飽和故不會再增加了，因此看不出變化。

一九八九年四月十一日，我投出了有關氣功研究的第一篇學術論文——《以刺激法導引氣感的產生》，闡述氣功「共振態」的原理與實驗，步上了用科學持續驗證氣感是可激發生成的生命旅程。

佛道氣功師父的腦波變化

賴師父原來在電視公司從事美術設計的工作，家裡設有佛堂，平日修習密宗功法，頗有成就。一九八八年，國科會開始推展氣功研究時，請了兩位師父做顧問，他是其中一位、也是我第一位邀請到臺大醫院做腦波實驗的師父。

記得那是一九八九年三月某一天接近中午的時刻，他匆匆趕來後，我們先商量好實驗的程序：一開始，閉眼靜坐，先不要練功，取出腦波之背景數據，代表平時放鬆時大腦自發電位的活動情形，然後再開始練功，記錄腦波之變化。整個實驗只進行了十分鐘就結束了。

見證氣功共振態後，第一次發現「入定態」

從數據上來看（如下頁圖8所示），賴師父從閉眼開始就可以看到紊亂的α波出現頻率約在九到十二赫茲，閉眼兩分鐘後開始練功，α腦波前幾分鐘沒有甚麼變化，直到四分多鐘後，頻率為十赫茲的α腦波突然大幅增加了五倍，與大陸的文獻所描述的現象一致。

但是再過了一分鐘，腦部左半球α波突然又消失不見了，受到完全的抑制，顯然進入另一種生理狀態，我後來稱之為「入定態」。因為腦波消失了。當時我並不了解這種現象所代表的重要意義，只覺得奇怪，怎麼α腦波增加了又消失，與大陸文獻所記載的不一致？這個問題直到一年後才完全獲得解答。

我也邀請賴師父來做聲音刺激的實驗，在這之前，我們已經發現有些特別敏感的人，在聽到十赫茲調變之聲音時，腳或身體會禁不住抖動起來，也就是產生了自發動功的現象。但是對一般沒有練過氣功的人來說，其刺激效果不如「閃光刺激」或「快速思想」那麼有效。因此，我想看看聲音刺激對氣功高段的佛道師父會有甚麼影響，結果一試之下發現效果宏大。

圖8｜賴師父大腦左右半球腦波功率頻譜

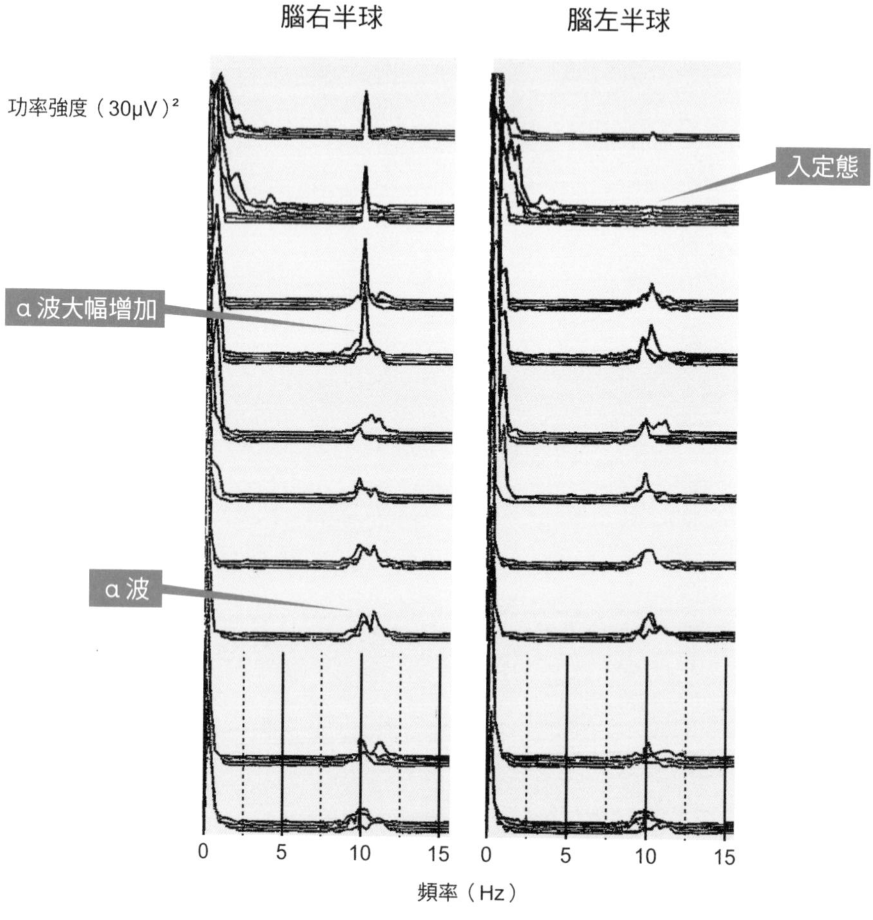

從閉眼開始就看到賴師父紊亂的α波，閉眼2分鐘後開始練功，直到4分多鐘後，10赫茲的α腦波突然大幅增加了5倍。再過了1分鐘，腦左半球α波又消失了，我稱之為「入定態」。

體驗佛教六字真言的共振力量

我準備了不同模式的聲音，一種是單音「答……答……」，結果賴師父帶脈氣動，繞腰而轉。另一種是以指數方式將音頻逐步升高，結果賴師父全身十四經絡氣動，人開始扭動。

我也請教賴師父，在密宗裡有無以聲音刺激引發氣動的方式。賴師父答曰：「有」，並當場要我及神經科張教授做實驗。他說平日和尚唸經之速度太慢，效果不大，要像這樣，語畢，他突然以丹田之氣，以極快的速度吼出「唵嘛呢叭咪吽」【註8】六字真言，不斷重覆，我只覺一股聲浪迎面襲來，全身為之振動，麻熱的氣感頓時出現。

【註8】唵嘛呢叭咪吽：讀音為唵（ㄨㄥˋ）、嘛（ㄇㄚ）、呢（ㄋㄧ）、叭（ㄅㄟ）、咪（ㄇㄟ）、吽（ㄏㄨㄥˋ），又名六字大明咒，是最常見的佛教真言。認為念誦可得與真言相應之功德。

此時心念一轉，急忙舉起手錶，捕捉師父唸字之速度，竟然大約在每秒十個字左右，原來密宗早已知道聲音共振之奧祕。密宗所稱的「口密」，也就是一般人所謂的「咒語」，這些原始部落巫師用來治病之技術，還可能真有其事。事實上早在釋迦牟尼佛之前，上古的印度婆羅門教，早就相信咒語具有神奇的能力，佛教顯教密教、瑜珈術等各教派也都重視咒語的神祕性。

它如果可以增強腦波產生氣感，自然對身體健康、祛除疾病有幫助，而具有科學上的意義，原來聲音具有這麼大的功用。

賴師父一年後練功時走火入魔，傷及大腦，人變的健忘，顯然他的練功法是有問題的，這也反應在他 α 腦波的奇特變化上。

氣功讓混亂的大腦有序化

之後，我們邀請龍門丹道與梅花門的師父來量腦波，其測量結果分別如下頁所示。龍門丹道黃師父練小周天時（下頁圖9），一閉眼腦波就相當混亂直衝而出，有兩個尖峰分別落在八點八及十一赫茲，表示大腦內有兩個頻率的神經迴路在運作。一旦開始練功，兩個尖峰都逐漸減弱，八點八赫茲尖峰逐漸消失；到了十分鐘左右，在氣轉百會時，十一赫茲尖峰突然增加三倍，而八點八赫茲尖峰消失。這表示身體進入氣功共振態，而且大腦變得非常有秩序，只剩單純乾淨十一赫茲的腦波。這顯示練功可以帶動大腦的有序化，把混亂的大腦變成一個和諧有序的大腦。

梅花門師父練功（下頁圖10），則是一閉眼就出現了非常乾淨而強的α波，練功四分鐘後，腦α波突然大幅增加三倍，身體進入共振態，這時師父告訴我，他的氣感已出現，以意帶氣開始巡行經絡。所以經過各家道家的功法引氣巡行經絡，最後，都會讓身體產生共振態。

圖9｜龍門丹道師父練小周天

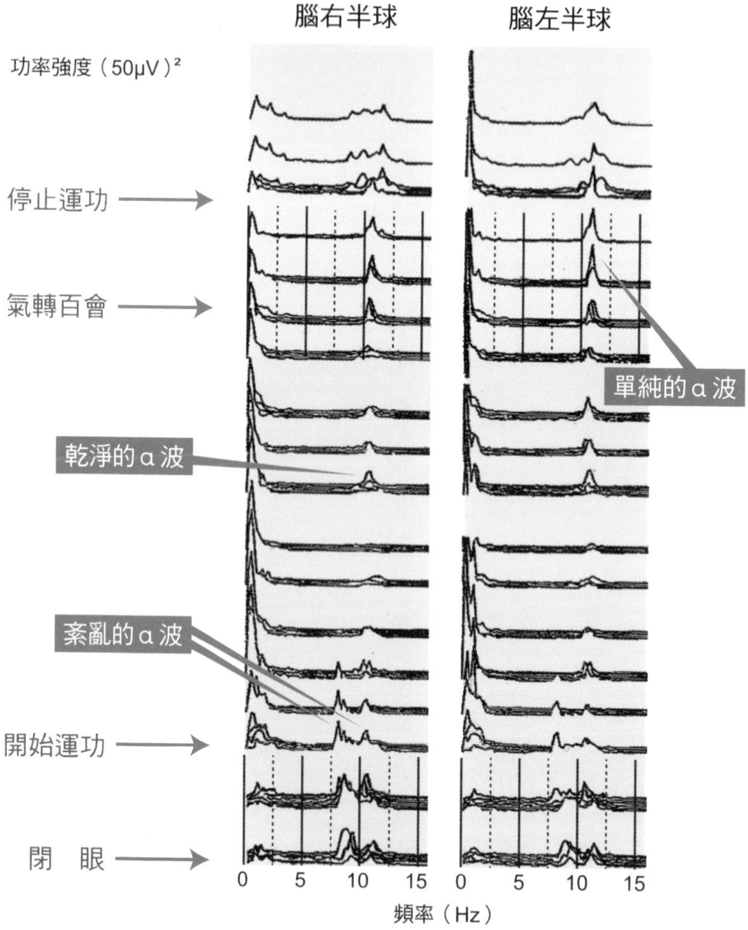

龍門丹道黃師父練小周天時，有2個腦波尖峰分別在8.8及11赫茲。開始練功氣轉百會時，只剩單純乾淨11赫茲的腦波。這表示身體進入氣功共振態後，大腦變得非常有秩序。

圖10｜梅花門師父練功

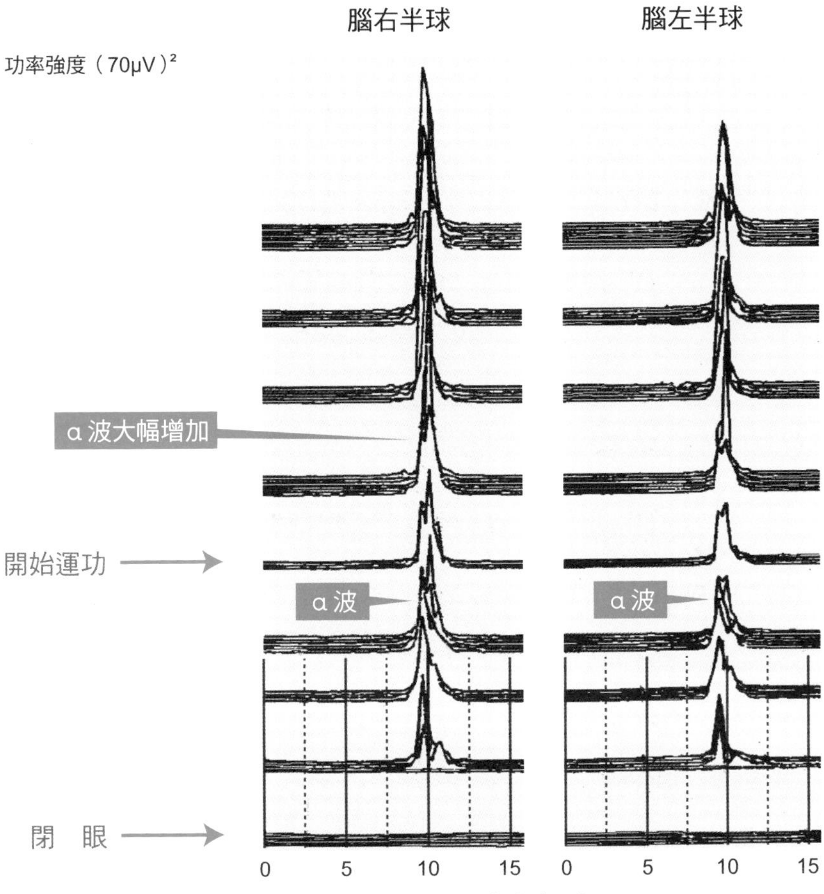

梅花門師父練功，一閉眼就出現了非常乾淨而強的α波，練功4分鐘後，α波突然大幅增加3倍，身體進入共振態，以意帶氣開始巡行經絡。

內金丹功的啟示——入定態的出現

財政部關政司前司長王德槐先生是我研究氣功多年的對象中，對我建立氣功理論體系貢獻最大的一位。他本來沒有接觸過、也不了解氣功，直到一九八五年心血來潮，在舊書攤上買了一些道家的古書來看，裡面有文始派練功的方法——內金丹功，於是他就照著書上的方法來練習。

沒想到他天生異秉，很快的就進入一層又一層高深的境界，身體所出現或感應到的現象與古書中所描述的完全一致。此時王前司長認為這些書是中國的寶藏，所講的都是事實，不應該被埋沒，而他是時代的見證，因此在一九八七年寫了一本書《中國仙道之究竟》做為記錄，裡面基本上是練功日記，並夾雜了一些對古書之體會及解釋。

練功境界到達哪一層，可從抑制 α 腦波的快慢程度來判斷。

我在開始做氣功態的腦波研究以後，讀到了這本書，那時候王先生還是關政司副司長，後來做到司長。於是我打電話去聯繫，希望請他來做腦波實驗。請了一年後，王前司長終於有空來到了臺大醫院神經科，那是一個夏天的下午，相當炎熱，不過醫院有冷氣，倒也還舒服。我們開始量腦波時，希望受試人先閉目養神，不要練功以取得背景數據，然後等一聲令下再開始練功，這樣才能找出練功前後腦波的變化，而定義出「氣功功能態」。

研究更高深的氣功境界

令我大吃一驚的是，王前司長閉上眼睛後，α腦波就是不出現，全部是β波。如果背景α波是零，練功時也是零，那麼我們就看不到變化，如何描述氣功態？

後來，我注意到王前司長在閉目回答我的問題的時候，腦α波會大幅活動，但是只要講話一停止，α波就消失了。因此我想到請王前司長自己講練功的過程，中途一直不斷的講話，以避免進入練功的狀態，果然可以量到背景漂亮的α波功率頻譜，振幅有七十幾個微伏（下頁圖11）。

圖11｜練內金丹功的王前司長，練功前腦波狀態

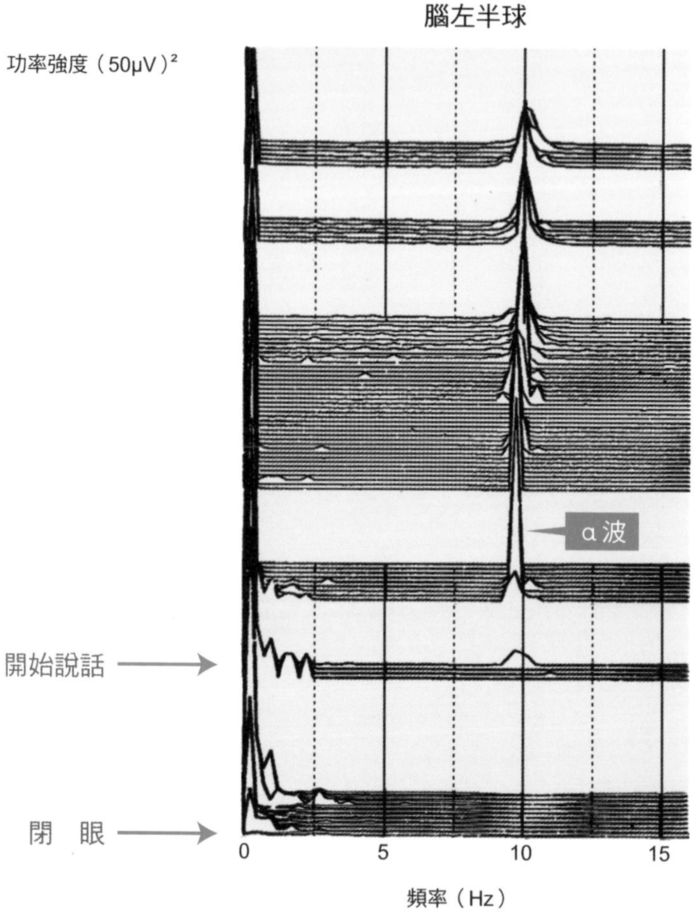

王前司長練功前閉眼談天，腦α波又高又乾淨。

等到背景數據取完，王前司長開始練內金丹功，除了瞬間有十幾微伏的α波出現外，整個α波皆消失處在壓抑狀態，直到練功結束（圖12）。

圖12｜練內金丹功的王前司長，練功後腦波狀態

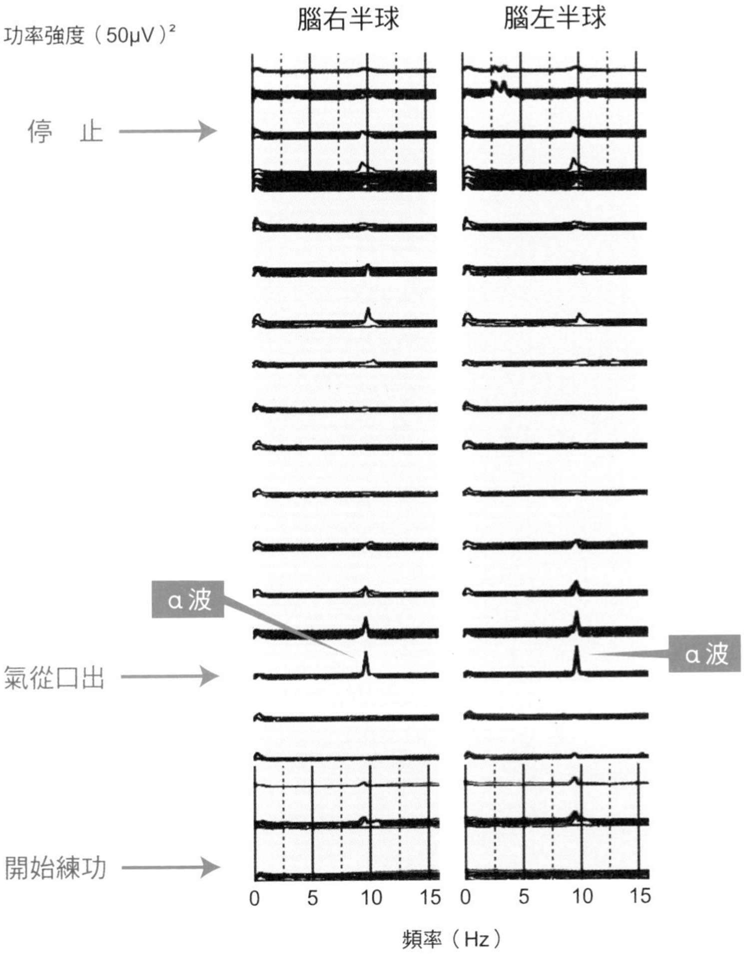

王前司長練內金丹功，α腦波被壓抑。

這種練功狀態與共振態完全不同，我把它定義成一種新的狀態「入定態」。因為整個練功過程，王前司長大腦都在入定放空。

這一次實驗讓我領悟到，王前司長是不是由於功力高深，已經沒有一般人會出現的背景狀態，一閉眼就進入氣功「入定態」，α波因此受到完全抑制，只有講話的時候，才會離開入定態產生α波。

練功是有階段性的，就像念書一樣

後來，更多的證據顯示，這是個合理的推測。我才發現練功是有階段性的，就像唸書一樣有小學、中學、大學、碩士及博士各種不同的境界，王前司長那時練內金丹功已過了「大小周天」，「採藥結丹」的階段，而進入出陰神的境界。由此我們獲得一個結論：練功的境界，可以由α腦波被抑制的快慢程度來判斷。

原本為副司長的他，後來升了司長，功力也不斷增強。

我聽到一個有關他的故事，有位訪客到了王司長財政部辦公室，想測試他的出神能力，於是問司長樓下辦公室職員的工作情況，只見王司長一定神回答曰：「甲

練功如同念書，需要經過小學、中學、大學等循序漸進的過程。

小姐在影印文件，乙小姐在打字……」，訪客聽完拔腿飛奔樓下，一一查驗，果不其然，完全說中，當他的部屬也真辛苦。王前司長已經退休很多年了，更有充裕的時間修鍊，想必功力更為深厚。

道家氣功李師父的七種練功法

一九八八年，當國科會開始推展氣功的科學研究時，請了兩位高段的師父來協助我們從事實驗，一位是修習密宗的賴師父，一位是修習道家的李鳳山師父，李師父會七種不同的功法以及發放兩種不同的外氣。後來賴師父走火入魔，因此退出研究行列，李師父則與研究團隊合作，進行了無數實驗，替氣功科學化奠定深厚的基礎。

練放空時，反而會壓抑腦 α 波

我邀請李師父到臺大醫院量腦波，想看看他練七種不同的功法以及發兩種不同的外氣時，α腦波的變化。結果很驚訝的發現，他練「放空」功法，也就是大腦祛除雜念、進入甚麼也不想的入定時，α腦波會受到壓抑而消失（圖13）。

圖13｜道家李師父練放空，進入入定態

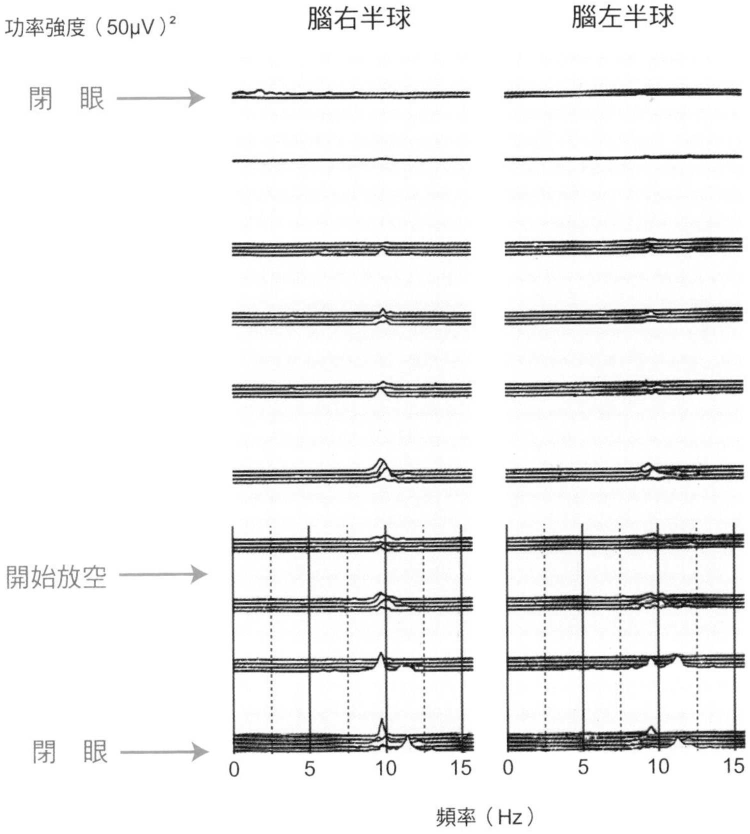

李師父在練「放空」功法時，整個大腦祛除雜念，α腦波受到壓抑而消失，進入入定。

雖然練功過程中，α波會偶爾反彈而出，但幾乎瞬間又回復成抑制狀態，與王前司長練內金丹功的狀況完全一樣。但是當他練「放鬆」或「大小周天」等功法，引導氣感循行全身經絡時，α腦波功率會在兩分鐘之內，突然增加兩倍以上（左頁圖14），一直持續到練功結束。

之後，李師父則感覺氣行全身、遍體舒暢，袪除疲勞、恢復旺盛的精力。顯然這是屬於氣集丹田、打通任督二脈的功法，原來大腦α波與經絡穴道產生共振、循行全身是道家的功法。

練氣功時，大腦的電活動量似乎有兩種截然不同的變化，放空入定時，腦α波受到抑制而消失，氣行大小周天時，α腦波受到刺激而大幅增加，「入定態」與「共振態」的概念隱然成形。但是我當時對它們之間的邏輯關係到底是怎麼樣，卻不是很清楚。

圖14｜道家李師父練放鬆功，進入共振態

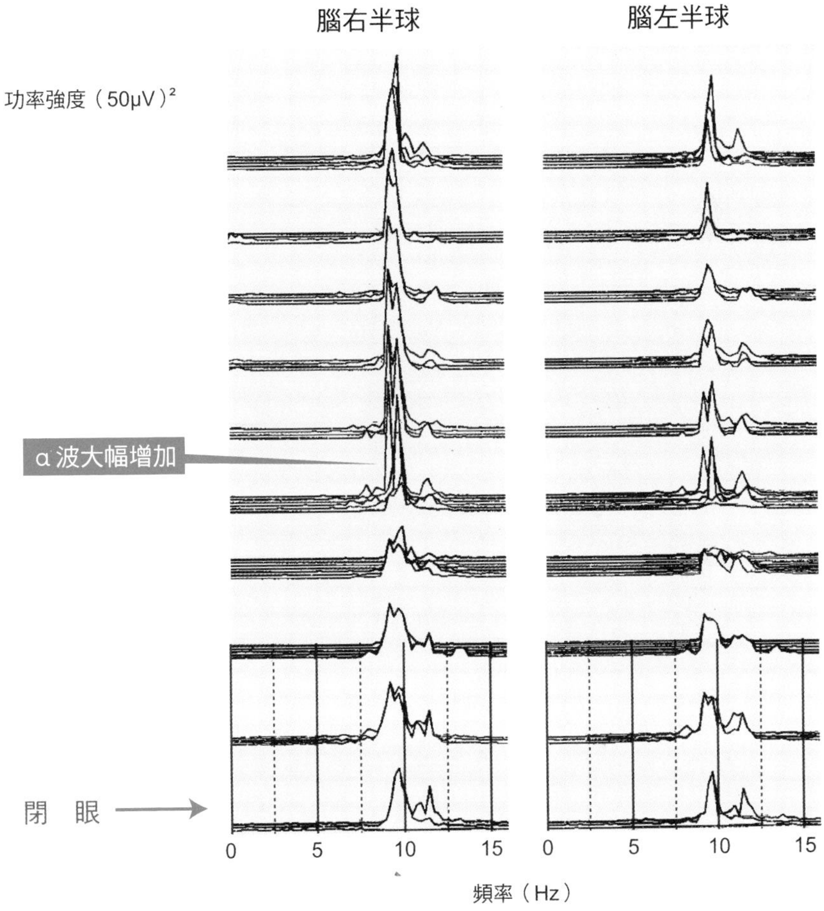

李師父練「放鬆」或「大小周天」等功法，引導氣感循行全身經絡時，α波功率會在2分鐘之內突然增加到2倍以上。

深研各氣功門派，對腦波影響的不同

我們剛開始做氣功研究時，讀到北京中醫學院劉國隆教授的多篇論文，他經過統計數百人練功之結果發現，腦α波振幅會大幅增加一點五到五倍。我自己在一九八九年發現，「快速思想」刺激法可以引發氣功「共振態」，基本上，也是利用這個結論之推衍。

但是當我廣邀各門派的師父來測量練功狀態下的腦波時，卻馬上發現實際情況並非如此。有些練功法如「放鬆」、「氣行任督二脈」、「大小周天」時，的確會導致α腦波大幅增加；但是練其它功法如「放空」、「入定」、「守竅」、「龜息大法」等，α腦波卻受到壓抑而消失，是完全背道而馳的兩種變化。

為甚麼劉國隆教授並未發現第二種功能態呢？後來我們詳讀論文，才了解到劉教授前前後後只邀請了一個門派——道家內養功的同修來做實驗，因此只觀察到一種功能態——「共振態」。

功力淺的坐禪者，即使靜坐很久，也與一般人並無二致。

坐禪對腦波的影響，與功力深淺有關

為了更深入了解「守竅」、「坐禪」導致腦中電位的變化，我於一九九〇年邀請「中華禪學會」的同修來做實驗，和修得較有成就的徒弟八人前來協助。

我們的實驗室先請師父閉眼靜坐三到五分鐘不練功，以取得其閉眼後兩分鐘內之腦波頻譜尖峰功率的平均值做為基準。然後再請師父坐禪五到十分鐘，觀察腦波平均值之變化。

結果發現，這些已練功三個月到四年的徒弟們，其中有七位在開始坐禪的前兩分鐘內，果然α腦波振幅下降，與對照組比具有統計的顯著性。但是到了後來，由於功力尚淺，就漸漸的與一般人沒有甚麼不同了。

另外有一位徒師，卻在坐禪到一半時，突然振幅大增兩倍以上，根據練功人的主訴，這時她腦中看到一些幻象出現，這顯然與入定或放空狀態是有區別的。我把這種α腦波受抑制的狀態，定義為氣功「入定態」。

對比較高段的師父而言，例如：王司長的「內金丹功」，李師父的「放空」，黃師父的「龍門丹道」，他們的腦波可以在練功開始的半分鐘內完全抑制而消失，一直延續到練功結束，即使中途偶有反彈，但也是在一、二十秒內就消失、匿跡。

對中華禪學會功力較深的徒弟也很類似，一閉眼，腦波就消失了，但是功力較淺的徒弟而言，在開始修禪入定之時（左頁圖15），一閉眼時，α腦波出現，開始坐禪後，雖然α腦波逐漸受到壓抑，但不會馬上消失，到了三至四分鐘以後，α波反彈而出，就很難再壓下去了。

由此我們逐漸獲得了一個結論，入定功夫之深淺，可以由壓抑α波之快慢及完整程度來判斷，能夠很快抑制住α腦波的師父，段數比較高。中華禪學會對我們建立「入定態」的概念與練功深淺的判斷，具有很大的貢獻。

圖15｜中華禪學會學員，坐禪時腦波圖

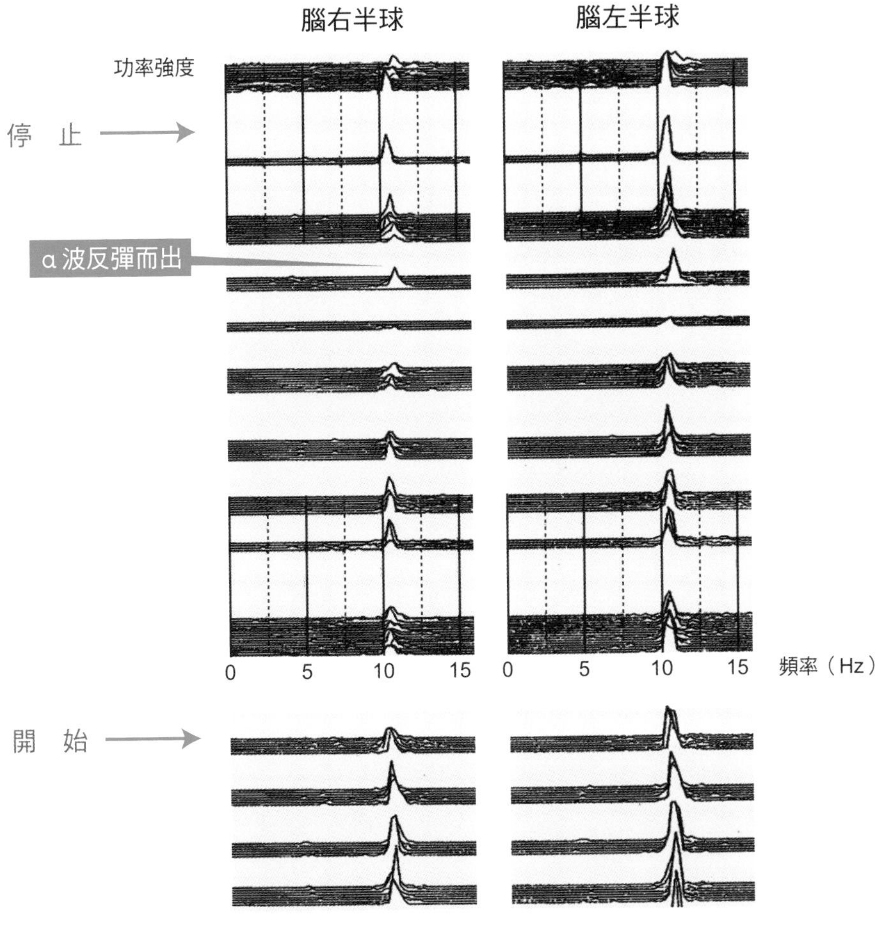

功力較淺的徒弟，在開始修禪入定之時，一閉眼，腦α波出現，開始坐禪後，腦α波逐漸受到壓抑，到了3～4分鐘以後，α波反彈而出，就很難再壓下去了。

香功師父的啟示，入定態是練功最高境界

一九九〇年代每天清晨，東方剛泛魚肚之色，在全省各地許多的公園及校園內，有一群早起的民眾，迎著上升的朝陽在那集體的練功，只見每個人站在原地，雙肘微屈，兩手臂有韻律的隨著音樂或左右、或前後擺動、或上下畫弧。到了後半段，身體也隨著節拍左右交替的扭動，一副輕鬆自在的模樣，原來這就是中國佛法芳香型智悟氣功，簡稱香功，與禪密功的雙動功及吐納氣法相當類似。

我與香功結緣是在一九九三年。那年夏天一個炎熱的下午，我接到一位林女士的電話，想和我談談練香功時所發生的一些奇特的現象。由於當時我正在收集各種門派練功的方法，以及練功時身體發生的變化，以做為科學氣功分類的依據，所以

香功不入靜，不意守，不易出偏，集體練功氣感強，得氣快。

能有機會認識新的氣功領域，正是夢寐以求之事，因此很快的訂了時間會面。

碰面之後，才知道林女士是中國香功協會的理事長。當天，她向我介紹了香功的緣起，目前發展的情形，以及她個人在中國大陸與香功結緣的奇遇，最後並送了很多有關香功的資料給我。從那天開始，我才算對香功有了初步的認識。原來香功是河南洛陽人士田瑞生在自行修鍊五十年後，遵從師命於一九八八年五月方公開普傳濟世。

修鍊香功到「入定態」，會自然散發檀香之味

香功功法簡單，易學易練，像是簡單的體操。根據大陸「中國香功」編委會的說法，香功不入靜，不意守，不易出偏，集體練功氣感強，得氣快，「自帶香味」，健身開智。

對於「自帶香味」這句話，我是相當的懷疑，因為根據我研究氣功的經驗，類似香功、太極拳、外丹功等以肢體動作為主的功法叫做「動功」，是進入修鍊靜功之前的準備功夫，照理講是比較初級的境界，怎麼會產生香味？似乎與傳統所認知

的——要坐禪修鍊靜功到高深的「入定態」，才可能會產生檀香之味的說法不同。何況產生香味只是佛經中的說法，是真是假還不知道，若只是動動手、動動腳就會有香味出現，也太神奇了吧！

直到一九九四年三月，我因為指導北一女三位高二同學做氣功的專題研究，邀請了香功協會的林理事長及十位學員，到臺大醫院神經科來做腦波的實驗。結果林女士來的那一天下午，就讓我們從事實驗的七位助理人員大開眼界。

在林女士一邊做初級功一邊量腦波時，由於有手的動作，腦波的低頻波段受到很大的干擾（左頁圖16），雖然非常混亂，但仍然可以很清楚的看到，約十赫茲的 α 腦波，不過練功到後半段約四十分鐘左右時，整個腦電活動突然靜了下來，α 波整個消失，與我們認為練功到了高境界時應該出現「入定態」的理論完全一致，這時候一陣陣的檀香味從林女士身上泉湧而出，瀰漫了整個實驗室，把所有在場的人都驚呆了。這是真的嗎？我對陣陣飄香產生了極大的興趣，也確定練功的最高境界是要進入「入定態」，才有可能出現特異功能。

圖16｜香功師父練功腦波圖

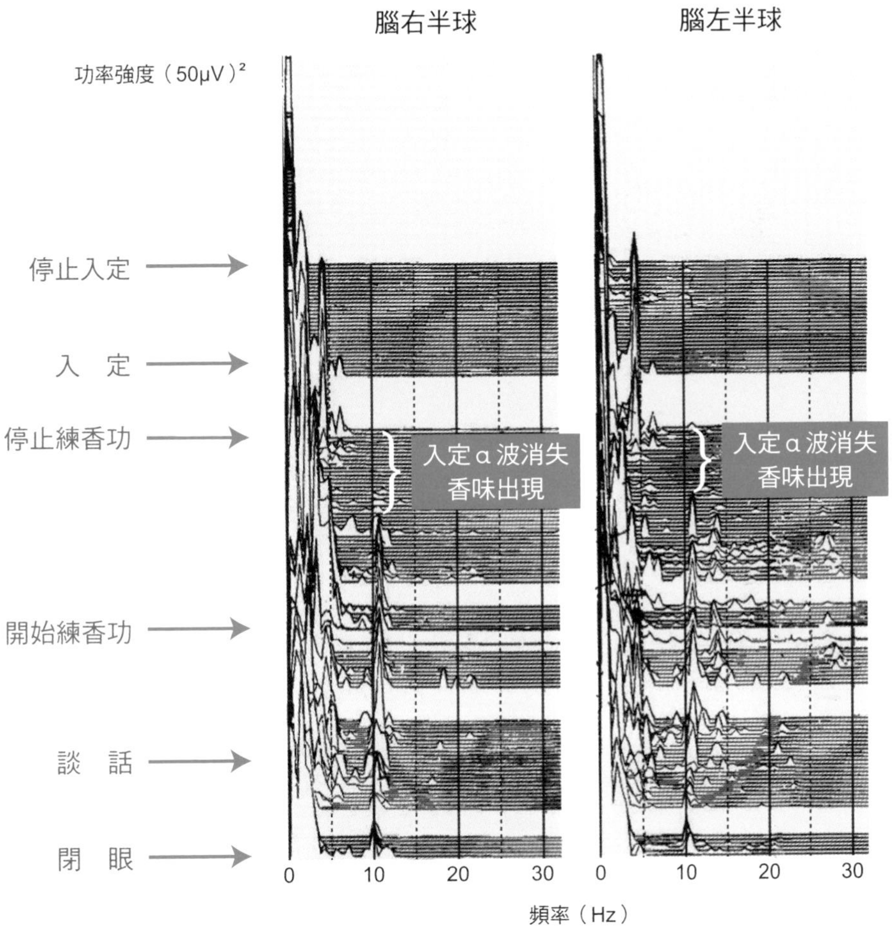

林女士一開始練香功，雖然腦波很混亂但清楚看到約在10赫茲的α腦波，練功到後半段時，α波消失，與練功到最高境界時應出現的「入定態」完全一致，這時飄出檀香味。

科學氣功的理論基礎——「入定態」與「共振態」

從腦電波的研究中，我們很明顯的歸納出兩種截然不同的氣功態：一種是道家練「氣集丹田」、「打通任督二脈」的功夫，會使 α 腦波功率大幅上升的「共振態」；另一種是坐禪修定或入靜的功夫，使 α 腦波受到抑制的「入定態」。但兩者之間到底有沒有關係？

練功有分高低境界

從王前司長練道家內丹功文始派的功法，以及黃師父練龍門丹道的守竅功法

> 若丹熟不止火，尚有損丹之虞。

中，我們均量到α腦波被抑制的「入定態」，這讓我產生了很大的疑惑。兩位不都是練道家的功法嗎？怎麼練功都是進入「入定態」，而非處於「共振態」？後來，從王前司長所著之《中國仙道之究竟》（內金丹法）一書找到線索。

原來練功是有境界的，像唸書一樣有幼稚園、小學、國中、高中、大學、碩士及博士階段。內金丹功從氣集丹田、打通任督二脈、到小周天、大周天、採藥結丹、神移上院、開天門、出陰神、出陽神等也是一步步逐漸高深的功夫。

原來氣集丹田、打通任督二脈只是小學或國中程度比較初淺的功夫，是很容易到達的一個境界。根據丹經的說法，在練氣過程中，小周天的運作一般稱之為「進火」，是在為以後「採藥」打基礎。過了大周天進入採藥結丹之時，因火候已足，必須止火以養胎，不需要再運轉周天。若丹熟不止火，尚有損丹之虞。

這就像炒菜一樣，若菜已炒好，仍繼續加火，勢非燒焦不可。因此大小周天必須停止運轉，而進入更高一層的境界。而王前司長在進入結丹以後，曾念念不忘想以意念運轉周天，所幸覺悟得早，停止周天，沒有出偏（走火入魔）。

這給我很大一個啟示，練氣所出現的「共振態」，只是練功的初步功夫，要想進入較高層次的大學或研究所階段，還是要修鍊「入定態」。

該先練「共振」，還是先練「入定」？

而禪宗所強調的「坐禪」，一開始就要循著「數息」、「參話頭」、「明心見性」的法門，而進入無思無我的「入定態」，是屏除「共振態」，直接修鍊最高境界的一種方法，當然也比較困難。到此佛道似乎合而為一，它們最高的境界都是類似的。由此看來，氣功門派雖多，但萬法歸宗，最後仍趨向一統。

既然最後的境界都是「入定」，道家為甚麼一開始又要練氣，進入腦波變化完全相反的「共振態」，然後再回歸「入定」呢？

有種說法是認為練氣即練身，可以袪除疾病、保健強身，再去打坐不會坐成枯禪、血氣不通而導致身體衰弱。我認為這與傳法有關，練氣容易打坐難，一開始就採取打坐方式，百人中可能會有九十五個人無功而退。而練氣很簡單，抓住訣竅，五分鐘就可以氣集丹田，自然會有信心繼續修鍊下去，對傳法有利。

練功到了比較高的階段時，一定要找有經驗的師父指導，以策安全。

練功，首重慎防「走火入魔」

練氣功做為一種保健強身、袪除疾病的自我鍛鍊方法是無庸置疑的，但是練氣功也有一項風險，就是練功方法不當的話，就會出偏或者是「走火入魔」。所謂走火就是自主神經系統失調，引發緊張、失禁等症狀；入魔就是大腦受傷，導致健忘、精神病、雙重人格等症狀出現。為甚麼練功不小心會造成大腦受傷呢？

這可以從高段師父可隨意控制自己的手部溫度看得出來，練功是在進行一場腦內革命，可以打通左腦意識部位與下視丘自主神經體系的障礙，因此打通的方法不對，可能傷及自主神經系統的神經網路，而導致走火，或者傷及本身而導致入魔。因此練功到了比較高的階段時，一定要找有經驗的師父指導，以策安全。

國科會所邀請第一位協助我們做氣功實驗的賴師父，本身係修鍊密宗的高段師父，但是後來走火入魔，人變得健忘。我從他練功時 α 腦波的變化中（第九十二頁圖8）看出了一些端倪。

在開始打坐三分多鐘後，賴師父的 α 腦波突然增加了五倍，進入了氣功共振態。但是僅僅維持了一分鐘後，α腦波突然又消失不見了，進入氣功入定態。這是我多年來，所測量超過數百人腦波中唯一的案例，係將兩種氣功態融於一爐。

我推測賴師父自行修鍊密宗的功法，可能沒有遵照循序漸進的原則，在打通五輪過了共振態的階段以後，就應該放棄共振，而專注於入定態的修為。但是他仍然保留了部分共振態練功的歷史，把高低階段的特徵混在一起，這也許就是造成他日後走火入魔的因素。不過賴師父先「共振」再「入定」的腦波變化，倒成為我提出氣功理論架構的一項有力佐證。

練氣功要找好師父，才不易出偏

一九九二年四月，我參加了萬里靈泉寺的打禪七活動，每天十一柱香的單盤禪坐真是苦不堪言，雙腿麻痛無法入靜。由於麻痛的感覺係經過脊椎骨頂端的視丘部位送入大腦中樞，因此後來幾天，我嘗試集中注意力到視丘，來切斷麻感信號的傳遞，沒想到竟讓我成功了，我可以一部分、一部分鬆掉腿部麻痛的感覺。

但是接著而來的，卻是無法控制的氣行經絡，以及伴隨而來的神經緊張，我突

練氣容易打坐難，一開始採取打坐，容易無功而退。

然有了將要「走火」的警覺，馬上放下注意力，順其自然，直到回家兩三天後，緊張的情緒才逐漸消退。

這更加讓我肯定，練氣功要找好師父或練不易出偏的功法，才能常保健康、延年益壽。

外氣的紅外線頻譜——寒冰掌與赤焰掌

由於道家李鳳山師父會發出兩種外氣——「養氣」及「殺氣」，引起了國科會研究團隊高度的興趣。於是，臺大動物系的嚴教授首先邀請他，做對電魚發「殺氣」的實驗，結果第一次實驗電魚竟然死亡，但是接下來十次實驗均沒有成功，無法獲得定論，根據李師父的說法，第一次箱子外罩了黑布，他不知道裡面是甚麼，只覺得裡面有一個力量在對抗他，於是加大了力量，後來知道是電魚就不想做了，不可任意殺生。

發殺氣，手溫下降，有如寒冰掌；發養氣，手溫上升，有如赤焰掌。

「寒冰掌」和「赤焰掌」的科學化身

於是我邀他到電機系來進行測量，發放外氣時的紅外線頻譜。當時我向中山科學院借了一個銻化銦偵測器，可以量三至五微米的紅外線，工作時偵測器必須降溫到液態氮的溫度（七十七K），前面加一遮斷器，並將信號送入鎖定放大器，直接由電腦擷取量到的信號。

那一天下午，李師父帶著幾個徒弟一起來到實驗室，我們首先請他發「養氣」，也就是替人打通經絡、治病之「調理之氣」。並要求他的掌心對準偵測器距離十五公分，不得隨意移動。

一聲令下「開始」，只不過二十秒鐘的時間，偵測器的讀數突然上升，表示收到大量的三至五微米的紅外線（下頁圖17）。這個信號一直保持到發功停止，仍不消退，直到手移開為止。這表示李師父發養氣時，手掌勞宮穴血流集中，溫度上升，發功停止後仍然如此，直到手移開後熱源才消失。

接著，李師父開始發「殺氣」，也叫做強功，只見師父閉著眼低著頭，右手臂高舉幾與頭齊平，掌心面對偵測器。令人奇怪的是，信號強度竟然變成負值，並逐

圖17｜道家李師父發調理之氣（養氣）

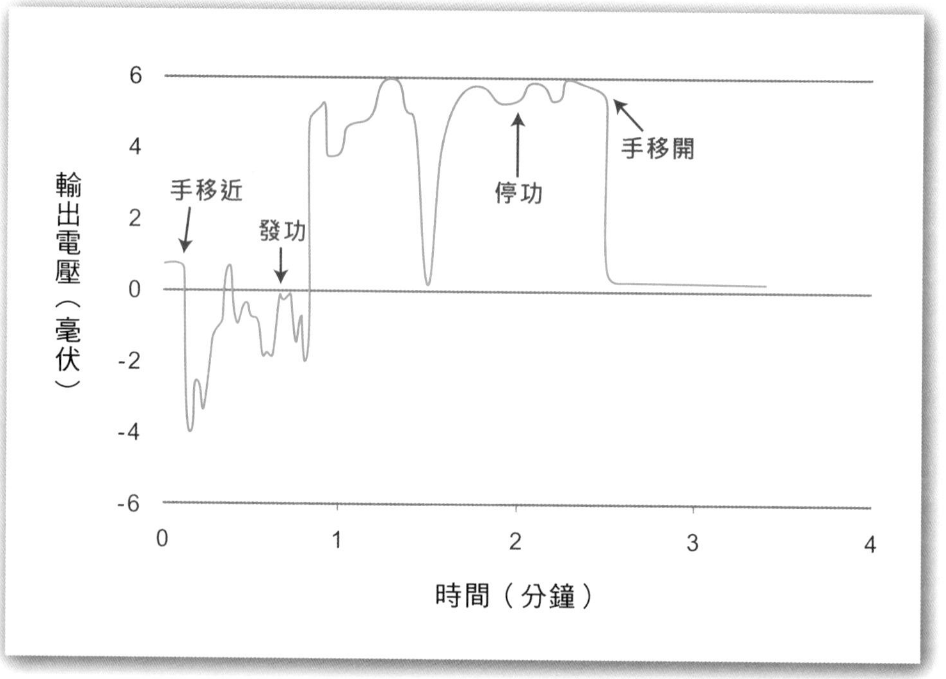

一開始，李師父發調理之氣，偵測器讀數上升。表示他發養氣時，手掌勞宮穴血流集中，溫度上升，直到手移開後，熱源才消失。

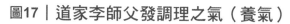

漸下降，直到發功完畢（下頁圖18），紅外線信號突然反彈衝回正值。

這表示師父發殺氣時，手掌微血管收縮，勞宮穴血流減少、溫度逐漸下降冷卻，吸收環境紅外線造成信號下降。直到發功完畢，微血管突然鬆弛，血流瞬間增加，溫度即刻上升。

原來師父功力果真高深，可以隨意志掌控勞宮穴血管之鬆緊，手掌冷熱隨心所欲，這表示師父已打通腦內隨意與自主神經體系的障礙，完成了腦內的革命。

因此，我把這種殺氣定義為「寒冰掌」，「養氣」定義為「赤焰掌」，以武俠小說的用語，來彰顯手掌生理的變化。

測量出養氣和殺氣的腦波之別

後來，我們再請李師父去臺大醫院量腦波，發現他在發「養氣」時，α腦波振幅大幅增加又高又大，身體顯然處在氣功「共振態」（第一百二十七頁，圖19）。但是在發「殺氣」時，α腦波起起伏伏變化不大，既非共振，亦非入定，顯然是處於另一種氣功態（第一百二十八頁，圖20）。

圖18｜道家李師父發強功（殺氣）

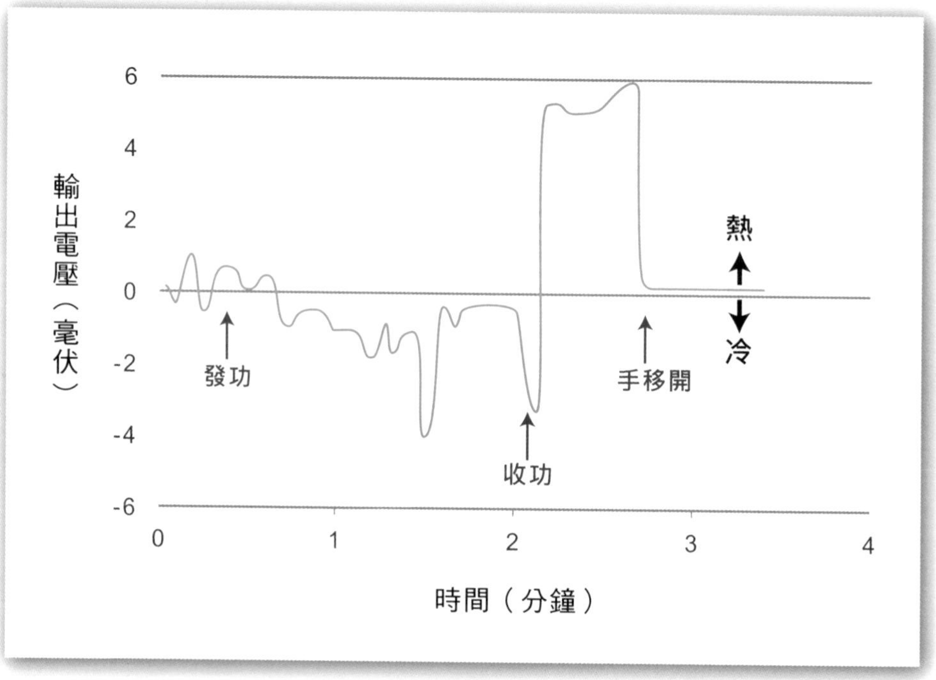

李師父發殺氣時，信號強度變成負值；直到發功完畢，紅外線信號突然反彈衝回正值。這表示師父發殺氣時，手掌溫度下降冷卻；發功完畢，溫度即刻上升。

圖19｜道家李師父發調理之氣養氣的腦波圖

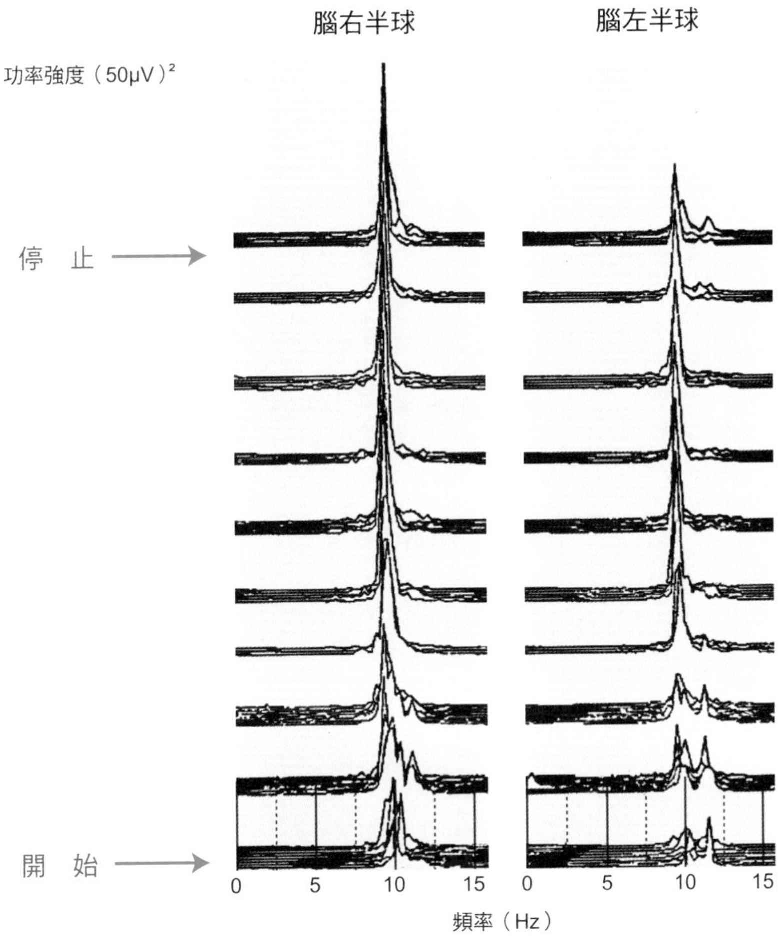

李師父發「養氣」時，α腦波振幅大幅增加又高又大，身體顯然處在氣功「共振態」。

圖20｜道家李師父發強功（殺氣）的腦波圖

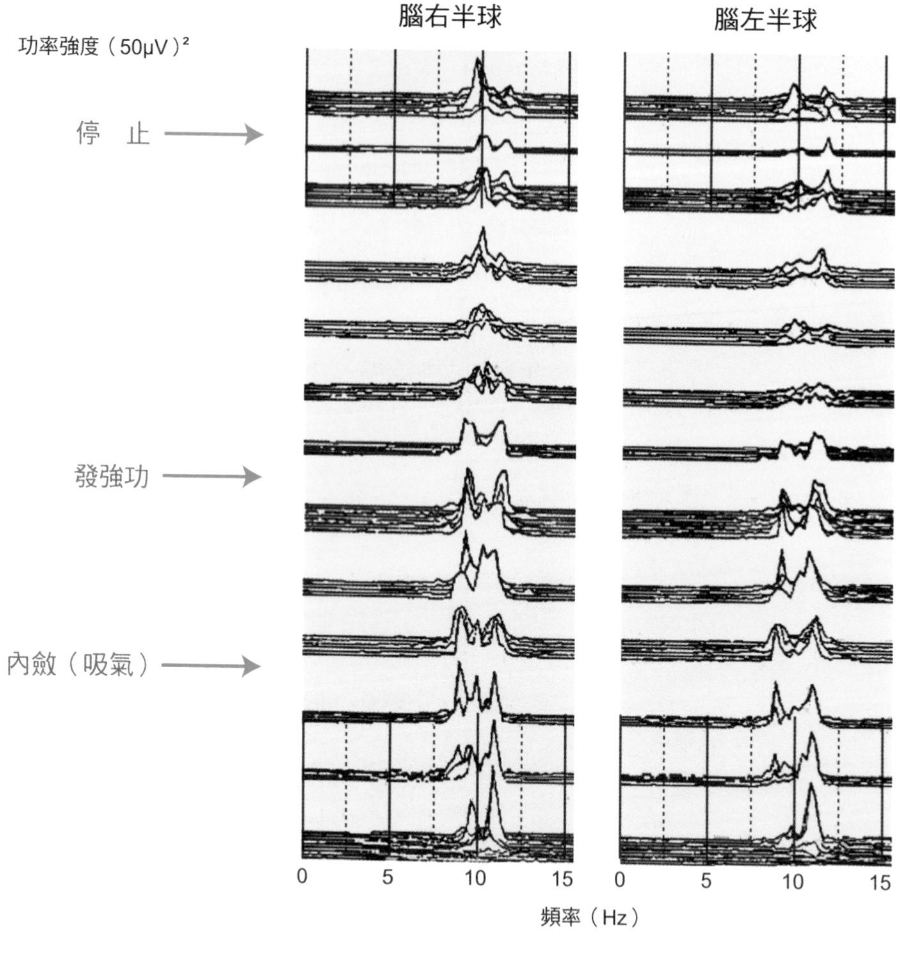

李師父發「殺氣」時，α腦波起起伏伏變化不大，既非共振，亦非入定，顯然是處於另一種氣功態。

外氣對病毒細胞的作用

殺氣具有打斷細胞核酸鍵的功能

為驗證養氣與殺氣的效應，國內陽明大學生化系的簡靜香教授與傳統醫學研究所的崔玖教授，於一九九〇年，邀請能發兩種外氣的李鳳山師父，來做對人類纖維細胞（fibroblast FS-4）發放外氣的實驗。

實驗時，把細胞裝在試管中，李師父雙手掌距離試管十五公分，同時發放外氣兩至五分鐘，對照組是沒有接受外氣正常成長的細胞。

結果發現，接受「養氣」的細胞，載有遺傳訊息的核酸分子DNA之合成，比對照組增加了百分之十到十五，蛋白質合成速率增加了百分之三到五；而接受「殺氣」的細胞，DNA之合成降低了百分之二十以上，蛋白質合成速率則大幅下降百分之四十左右（左頁圖21）。

再進一步分析，發現接受殺氣的細胞核內，含有核酸分子DNA之染色體長鏈有部分斷裂，這顯示了殺氣具有打斷體外細胞核酸鍵的功能。

但外氣中哪種成分會打斷分子鍵？是受到震波或高能輻射線直接打斷分子鍵？或是紅外線導致分子的劇烈震盪間接折斷分子鍵？

對A型流行性感冒病毒，作外氣實驗

一九九三年，榮民總醫院病毒室的劉武哲主任邀請李師父及五位門徒，對於管中培養的A型流行性感冒病毒，作外氣發布之實驗。由於濾過性病毒比細胞小得太多，無法直接分析，因此必須利用病毒感染其它細胞能力之變化來做為標示。

在病毒接受完二十公分距離外、持續三十分鐘之發功後，劉教授立即測量病毒

圖21｜外氣對細胞蛋白質合成之影響

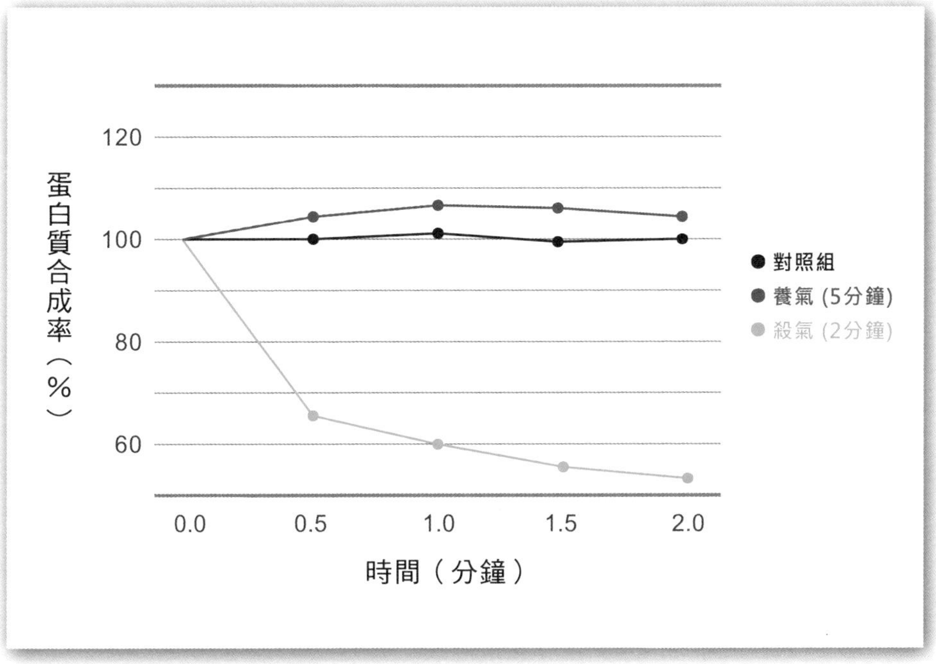

接受「養氣」的細胞，蛋白質合成速率增加了3%～5%；而接受「殺氣」的細胞，蛋白質合成速率則大幅下降40%左右。

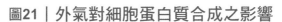

對血球凝集的能力；並將病毒接種到狗腎細胞株或人類早期白血球細胞株，觀察其引起病毒斑點之變化，或抗原複製之情形。

結果發現，有四位氣功師父發的功，可使病毒凝血能力降低，接種回細胞後，也使細胞之行為，發生顯著的改變。

這些在實驗室內經過仔細而精確的實驗程序所做出的結果，顯示外氣的確能影響到體外病毒細胞之分裂與增殖，至於外氣中的哪一種成分發揮了它的作用，則仍有不同的說法：可能是震波、高能輻射線、念力……等等。

近十年來，我由三到五微米紅外線照射細胞的實驗，發現類似的現象，紅外線照射促使細胞內氧自由基大量增加，會攻擊核酸鍵而使染色體斷裂，這可能是外氣發生作用的真正原因。

到了一九九〇年代末，我們對於氣功的研究暫時告一段落，氣功的理論架構也已經建立，「共振態」、「入定態」兩種功能態的科學原理及邏輯關係也已經釐清，科學氣功簡易訓練方法也已建立。關於氣功外氣的作用，練氣功可改善身體健康治療疾病的論文也不斷的出現，看來氣功的奧祕已經獲得解決。

但是，我對氣功研究的三大謎團：第五種力的氣是甚麼東西、氣走任督二脈為

發氣功，可使病毒凝血能力降低。接種回細胞後，也會使細胞發生顯著的改變。

甚麼可以一天治病、傅爾電針顯示神奇的信息可穿透玻璃瓶沿人體運行等問題，仍縈繞於心，直到十五年後。

第三章

發現物理學外的第五種力——氣場

「氣乘風則散，界水則止。古人聚之使不散，行之使有止，故謂之風水。」——《葬經》郭璞

萬有引力是物體相吸的力量，但物理學的四種力，都無法解釋水晶的氣場現象，顯然另有第五種力的存在。

外氣，是一種物理能量？

氣功高手李鳳山師父會發調理之氣及殺氣，而兩種外氣對試管內的纖維細胞能分別產生促進或抑制生長的效應，既然能對外發生作用，外氣的本質應該超脫身體的生理或心理現象，而是物理的能量，其中包括調理之氣中的紅外線，以及殺氣中的震波。

還有一種氣與人體無關，例如：從古以來就有傳說水晶、隕石、房屋、花草樹木、山川、地理環境等皆有氣，有些氣功高手或特異功能人士也可以感覺到這些氣的存在。

環境風水、人體氣場，生命萬物無不與「氣」相關。

古今經典，皆重視「氣」的存在

晉朝郭璞是中國歷史上第一個提出風水的概念，他認為：「氣乘風則散，界水則止。古人聚之使不散，行之使有止，故謂之風水。」倡導天地之間存在一股氣，遇到風就被吹散了，遇到水就停下來。因此看風水就是在選擇地形、地勢，擋住風，不要散了氣，並利用水，讓氣聚集在生活的空間。

晉朝道士葛洪云：「人在氣中，氣在人中。」《正氣歌》也寫道：「天地有正氣，雜然賦流形。」這種氣如果存在的話，與人體的生理、心理狀態無關，應該也是一種物理的力場。可是，現代物理學所理解的自然界只有四種力場：萬有引力、電磁力、強弱作用力。萬有引力是物體相吸的力量，與水晶氣場應該沒有直接關係，否則任何有質量的物體都有氣場了，與傳統認知不同；如果是電磁力，應該像外氣一樣，很容易用現代科技測量出來，事實上，水晶氣場除了黑體輻射，量不出特殊的電磁場輻射。強弱作用力則是局限在原子核極小範圍內的力，與大面積的氣場不相關。既然這四種力都無法解釋水晶有氣場現象，顯然另有第五種力的存在，如果真的存在，又是以甚麼形式呢？

「撓場」，是宇宙信息場？

我從一九九三年開始，從事手指識字及念力等特異功能的研究，培訓出幾位有不錯的特異功能能力的青少年，如T小姐、王小妹妹等等，可以從事相當深入的特異現象研究。並自一九九六到二〇〇〇年間，與大陸中國地質大學人體科學研究所的沈今川教授和特異功能人士孫儲琳女士，展開多年的念力實驗合作。

除了熟知的宇宙外，還有一個信息場存在

一九九九年，臺灣物理學會會長帶著十多位物理學及心理學教授到我實驗室，驗證手指識字現象時，我認識了同步輻射中心的陳博士，他也是第一個用「佛」字

各種宗教都有祂們自己的信息場，內容豐富多采多姿。

去測試T小姐手指識字後發現異象的科學家。

由此，我們共同發現除了一般人所熟知的四度時空宇宙外，還有一個信息場（靈界）的存在，裡面充滿了各種高智能意識及信息網站。而且各種宗教都有祂們自己的信息網站，內容豐富多采多姿。這些實驗讓我們燃起了希望，冥冥中存在的信息場，它的本質是第五種力場嗎？或者信息場可以產生第五種力場嗎？

陳博士對這個問題也很有興趣，想找出信息場的物理本質，他在國家實驗研究院的同步輻射中心服務，擅長製作精密設備，從二〇〇〇年起做了各種水晶氣場產生器及氣場偵測器，想要測量出這些氣場的強弱及形狀，可是這些磁場、超導或電子偵測器，怎麼設計都量不到氣的可靠信號。

T小姐有特異功能，手掌對氣場敏感，可以感覺出水晶氣場的強度及形狀。因此成為我們實驗水晶氣場物理性質最好的偵測器，但是因為人的感覺只能憑主觀的比較，而無法做客觀的測量，因此結果只能當作定性的參考，指出一條研究的方向，未來做出偵測器，能實際測量到信號時，可以迅速的予以驗證。

透過水晶，窺見第五種力

要了解氣場物理性質，最簡單的方法是讓水晶氣場透過一個阻隔物，例如金屬、紙、玻璃、半導體等各種不同物質，讓T小姐感應看看氣場的強度與形狀，並比較有阻隔物存在與沒有阻隔物時，氣場所產生的變化，這樣就可以間接了解氣場的物理性質。

很快的，我們就發現鋁箔或兩釐米厚的鋁板擋不住氣場，氣場可以直接穿透而過，完全不受影響，表示氣場不含電磁波，否則會被鋁板嚴重衰減，含有鐵的不鏽鋼（無磁性）或金屬鉬，則會把氣場從靜態的小圓點變成刺刺的動態氣場。

最不可思議的是，一張紙通常不會遮蔽氣場，但是紙沾了水濕濕的，就會把氣場完全吸收，正符合了郭璞所說的「氣，界水則止」。

後來，陳博士把一個風扇葉片拆掉，然後插電旋轉，把水晶氣場從旋轉軸中心照射出去，結果氣場散開變得很長，也符合郭璞所說的「氣，遇風則散」。初步的實驗就證實了古人對氣的描述，令我們興奮不已，看來第五種力場可能真的存在。

水晶氣場可穿透金屬、玻璃、陶瓷、紙、布，只有幾種如水或含水的液體例外。

水晶的氣場，可穿越金屬

經過三年的實驗，陳博士發現水晶的氣場可以穿透許多金屬、玻璃、陶瓷、紙、布等物質，只有幾種如水或含水的液體例外。而這種氣場似乎具有殘留效應，會一直累積，因此我們試圖用遮斷器把直流氣場轉變為交流氣場來做實驗，卻很難偵測到任何信號。

由於，我們當時相信這種氣場可能與信息場有所聯繫，或者就是信息場的本質，而信息場內並沒有時間與空間的分別，因此預測這種信號傳遞的速度要很快，遠大於光速。問題是用盡各種方法設計，各種最先進的偵測器就是量不到可靠的信號。

二〇〇四年一月，我說服漢聲出版社總編輯吳美雲女士到北京訪問中國地質大學人體科學研究所的沈今川教授及孫儲琳女士，共同以對話錄的方式出書，討論兩位過去二十年所作的種種不可思議的特異功能研究歷史與成果供世人參考。

我與沈教授及孫女士之間的合作研究於二〇〇〇年終止，多年未見。沈教授一見面就拿給我兩篇文章，作者是北京航空航天大學的江興流教授，文中介紹了前蘇聯過去五十年所研究的一個領域——「撓場」，天啊！這個名詞我聽都沒有聽過，不知道是甚麼東西。

我們白天對談錄下談話，晚上休息。我就利用晚上抽空把文章讀了一下，沒想到越讀越震驚、越讀越興奮，迫不及待連續讀了四、五遍，感覺好像一個新世界在我面前打開。

相對論，是一個無撓場的重力理論

江教授文章裡面介紹的這個物理場「撓場」，並不是新的觀念。早在一九一五年，愛因斯坦提出廣義相對論，認為時間與空間的幾何性質是由物體的能量動量所決定，質量的存在會造成時空的彎曲（curvature）時就提過，但是他為了簡化數學，把時空的扭曲、也就是撓場的存在（torsion）省略為零，因此廣義相對論是一個無撓場的重力理論。如果時空的彎曲等效於產生萬有引力，那麼時空的扭曲（左頁圖1），當然等效於產生扭力，但是這個力場卻被愛因斯坦放棄了。

圖1｜時空的扭曲：時空渦漩

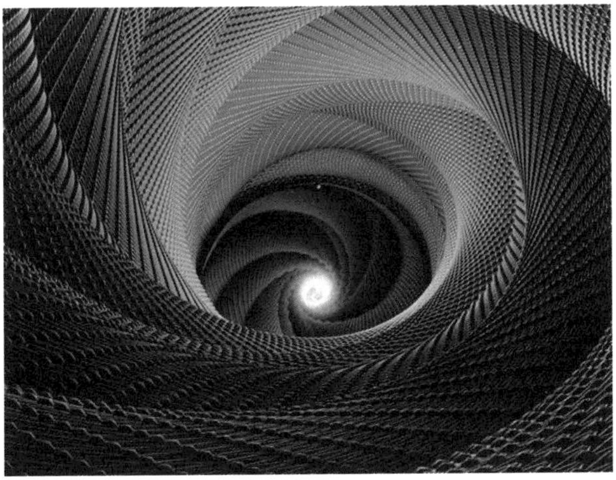

自旋角動量的存在會造成時空扭曲（torsion）。

一九二二年，法國的數學物理學家卡坍（Cartan）把帶有時空的撓率（撓場）的自旋角動量加入廣義相對論，補充成更完整的相對論，但是並沒有受到應有的重視。俄國科學家自一九四〇年代起，對撓場做了深入的理論與實驗的研究，得出撓場的幾個物理性質如下：

1. 撓場是時空的扭曲，與引力場是時空的彎曲相似，不會被任何自然物質所屏蔽，比如兩物體之間有一堵牆，並不會屏蔽引力，應該也不會屏蔽撓場，因此在自然物質中傳播不會損失能量，但會被散射，它的作用只會改變物質的自旋狀態。
2. 撓場在四度時空的傳遞不受光錐的限制，也就是它的速度超過光速，不但能傳向未來，也能傳向過去。
3. 當撓場源被移走以後，在該地仍保留著空間自旋結構，也就是撓場有殘留效應。

天啊！我看完文章以後幾乎昏倒，一個晚上睡不著覺，這些性質不就是我們研究了三年的水晶氣場的性質嗎？幾乎一模一樣，原來氣場可能就是撓場，第五種力竟然從廣義相對論中就現身了。回到臺北以後，我開始廣泛收集與撓場有關的資訊，想要徹底了解撓場的來龍去脈。

俄國撓場研究的成果，觸及科學的辯證

我找了很多撓場理論發展的歷史後，發現一九一五年愛因斯坦提出廣義相對論、推翻牛頓的重力理論時，他發現原來萬有引力只是時空彎曲產生的假象。

如果我們把時空想像成一層薄膜，當地球放在薄膜上，薄膜會彎曲，地球附近的人造衛星或月球要從地球旁邊走直線經過，會被彎曲的時空強迫走圓形環繞地球的軌道，我們以為這是萬有引力的吸引導致，其實不是真正的物理，照理說時空不但會彎曲也會扭曲，但是由數學太複雜的關係，愛因斯坦當時把扭曲時空的撓場定為零，忽略掉了，因此愛因斯坦的理論是無撓場的廣義相對論。

撓場強度難測得，逐漸被科學界遺忘

到了一九二二年，法國的數學物理學家卡坍（Cartan）認為，如果粒子本身含有內在的角動量，則會帶有時空的撓率（撓場），其實一九二二年科學界還沒有發現粒子具有自旋角動量，因此只是純粹理論的假設，把它加入廣義相對論，得出更完整的廣義相對論。

一九二八年，英國物理學家狄拉克（Dirac）提出相對性量子力學方程式，證實每個滿足方程式的基本粒子，例如電子、質子或中子都具有自旋角動量，而且自旋只有兩種狀態，一種是向上、一種是向下，不管粒子質量多大，向上或向下的角動量大小都是二分之一ħ，是普朗克常數（h）除以2π。

如果自旋像古典粒子會繞自身軸作旋轉運動，則質量越輕旋轉越快，甚至要超過光速才能獲得這麼大的角動量，與狹義相對論要求，物體運動速度要小於光速不符。因此主流物理學家都把自旋當成量子力學效應，不去深究自旋的真實物理圖像，只有少數非主流的物理學家證明，帶著能量的一小團物質波，在狄拉克位能中

愛因斯坦提出廣義相對論時，他發現原來萬有引力只是時空彎曲產生的假象。

旋轉，會產生正確的自旋角動量。因為所有基本粒子都帶有自旋角動量，也都是撓場之源。

但是當撓場靜止時，它的強度會比萬有引力常數（G）乘以普蘭克常數（h）成正比，因此比萬有引力還弱十的二十七次方倍。萬有引力已經是最弱的力量，撓場比萬有引力還要弱十的二十七次方倍，更難測量，無法引起物理學家的興趣，因此逐漸被淡忘了。

俄國科學界，重新探究動態的撓場

但是在蘇聯時代的俄國，卻有一大群物理學家對撓場有興趣，展開了理論及實驗的研究，其中的代表性人物是柯易瑞夫（N.A. Kozyrev）博士，他是天文物理學家，在史達林時代受過迫害坐過牢，出獄後開始從事撓場的研究，他們從實驗發現靜態的撓場的確很弱、很難測量，但是強調動態的撓場則強度大增，問題是理論上並沒有撓場會傳播的可信證明。

他提出一個精采的基本概念，認為一個粒子的不變量，通常都會伴隨著物理場，比如粒子的質量固定會伴隨著萬有引力場，電荷固定會伴隨著電磁場，因此自旋固定也應該伴隨著自旋場，也就是撓場。

小撓場聚合起來會形成大撓場，比如原子中電子及原子核的自旋，所伴隨的撓場會聚合成整個原子的撓場。分子中不同原子的撓場，又會聚合成分子的撓場。固體中所有原子撓場的合成，會形成固體的撓場。因此每個物體包括你我、水晶、礦石等等，都有一個時空的大撓場結構與物體的體積相當。

大部分狀況下，原子與原子間的撓場相位沒有一定的關係，大量原子的撓場會互相抵銷，不會產生宏觀的撓場。如果物體結構的規律性較大，則小單位的撓場可能加乘影響形成干涉，而產生宏觀的撓場，被體質較敏感的人感覺到。

例如：水晶的三方晶系結構（左頁圖2）具有三條螺旋（不同顏色四面體）互相纏繞，或六方晶系的六條螺旋其互相纏繞結構（左頁圖3），每一個有顏色的正四面體是氧化矽（SiO_4）的小晶體，矽原子（Si）在中心，氧原子（O）在四個角落，整個石英晶體原子平均下來的結構，就是二氧化矽晶體（SiO_2）。這種有規律的螺旋結構，就有可能產生宏觀的渦漩撓場。不過水晶本身產生的氣場很弱，很難用來做實驗，必須予以加強。

圖2｜三方晶系石英（SiO2），每個四面體是氧化矽結構

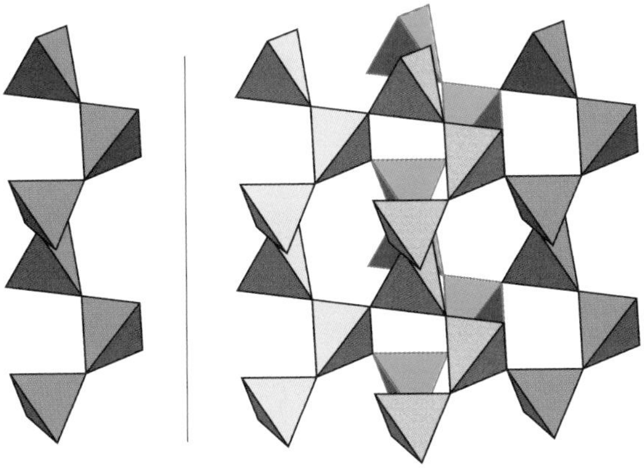

水晶的三方晶系結構，具有三條螺旋互相纏繞。

圖3｜六方晶系石英（SiO2），每個四面體是氧化矽結構

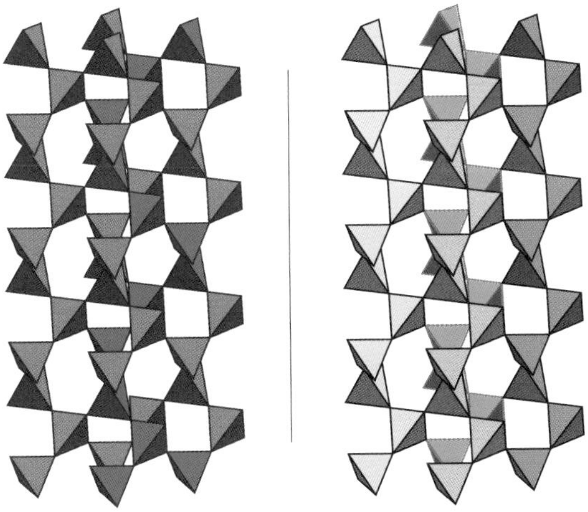

水晶六方晶系結構，有六條螺旋互相纏繞。

水晶氣場，就是物理上時空扭曲的撓場

陳博士選用氣場很強、但是散亂的捷克隕石做為源頭，用黑色膠帶固定在削成十二面體的水晶尖柱頂較粗的一端。氣場經過水晶分子螺旋結構，調變聚焦形成一束圓柱狀的渦漩時空結構射出晶體，可以被敏感的特異功能人士感知到一個小圓點。

可是，隕石為甚麼會產生散亂氣場呢？也是與粒子自旋有關。因隕石內部有磁性原子散亂的排列，磁場互相抵銷而無法產生外面量得到的磁場，但是磁性原子內部電子自旋排列整齊，過大的自旋角動量會撕裂時空形成渦漩的撓場，也就是散亂的氣場。

想像當我們把物體拿開時，原來位置會留有物體的殘留信息，就很容易了解，因為物體中每個粒子的自旋，會造成一小渦漩時空撓場結構，造成撕裂的時空洞口，當你把粒子拿開，渦漩時空結構就像扭緊的彈簧，一鬆開不會馬上恢復一樣，也不會馬上消失，洞口也需要時間修復，慢慢地回歸平直到沒有扭曲的空間，這段

隕石為甚麼會產生氣場呢？也是與粒子自旋有關。

恢復時間就是殘留信息存在的時間。

讀到我國科學家的研究結果覺得非常高興，我研究氣功近二十年所碰到的第一個謎團，也就是第五種力的源頭已經出現，也有科學的基礎，水晶氣場的可能成因也有方向可循，剩下的，是去證實撓場真的存在，而且夠強大到可以觀測，以及證明水晶氣場就是物理上時空扭曲的撓場。

迷信科學，成為另一種新宗教

在二〇〇〇年以後，我國也掀起了撓場的爭議，有些科學家把撓場的研究打成偽科學，予以口誅筆伐，就像我們一九九〇年代對於氣功和特異功能的研究，也被少數國內科學家認為是偽科學一樣。不過我堅信「實驗是檢驗真理的唯一標準」，不管你基於任何信仰，可否定你不認同的研究，但是經過實驗證實的現象我就相信，你可以質疑我的實驗程序不夠嚴謹，我就接受並改進程序，但我不接受只憑信念就隨意給人戴一頂偽科學大帽子的人，那其實與狂熱宗教的基本教義派份子沒有兩樣。

原來伽利略之後四百年，科學的發展又形成了一種新宗教「科學教」，凡是現在科學不能解釋的現象就不存在，不能研究，否則就是偽科學，必除之而後快，現在雖然不能判你身體上的死刑，但是這些狂熱分子試圖判你學術上的死刑，讓你在學術界待不下去，與四百年前宗教法庭審罪的心態是一樣的。

我年輕時總以為科學的進步會逐漸改善人類迷信愚昧的心態，到了中年以後才發現，科學自己走到了它的反面，變成了新的宗教，人類並沒有改善迷信的心態，只是變成了「迷不信」。

證明撓場的存在

從二〇〇一年起，陳博士努力了多年都量不到水晶氣場，我要如何去證明撓場的存在，而且還要跟水晶氣場作比較。我想也許要用迂迴路徑，間接來證明比較容易，於是擬定策略從理論及實驗方面雙管齊下。

過去的撓場理論認為，撓場不能傳播，只是局限於自旋存在位置的場域。二〇一三年，我們則從理論上證明在黎曼之卡坍時空中，自旋與旋轉運動耦合會產生撓場，而且證明了撓場可以傳播，打破傳統撓場理論上的障礙，這篇論文後來發表在世界著名的物理學期刊《物理評論D》。

經撓場的照射，會干擾人體氣場？

在實驗上，我們需要一臺撓場產生器，感謝俄國超過五十年的研究，我們發現前蘇聯哈薩克共和國竟然有販售撓場產生器，我趕緊買了四個，兩個左旋、兩個右旋，撓場產生器的正面、側面如圖4所示及內部的環形磁鐵如左頁圖5所示。

圖4｜撓場產生器

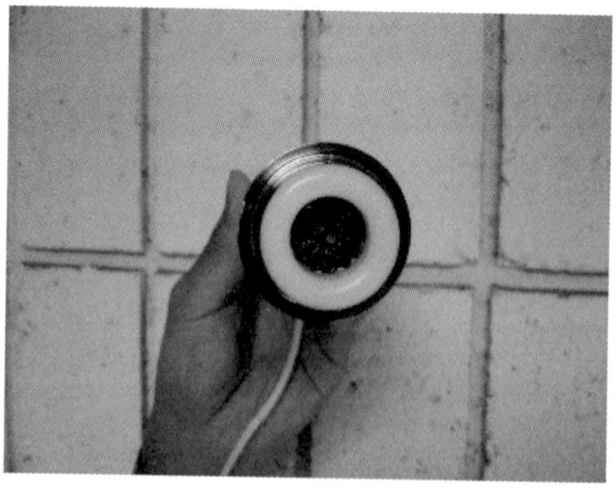

正面。

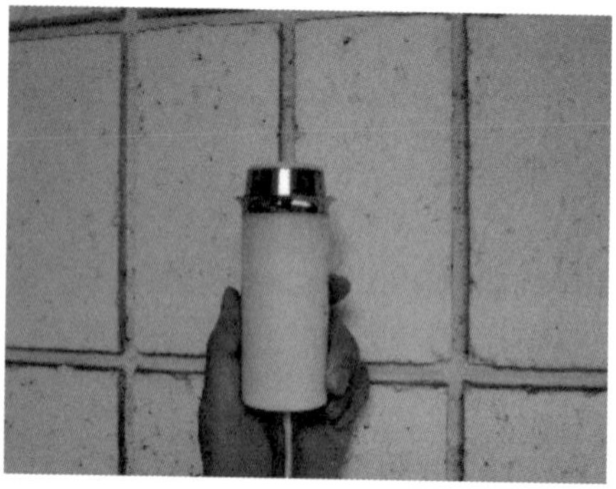

側面。

圖5｜撓場產生器，內部環形磁鐵

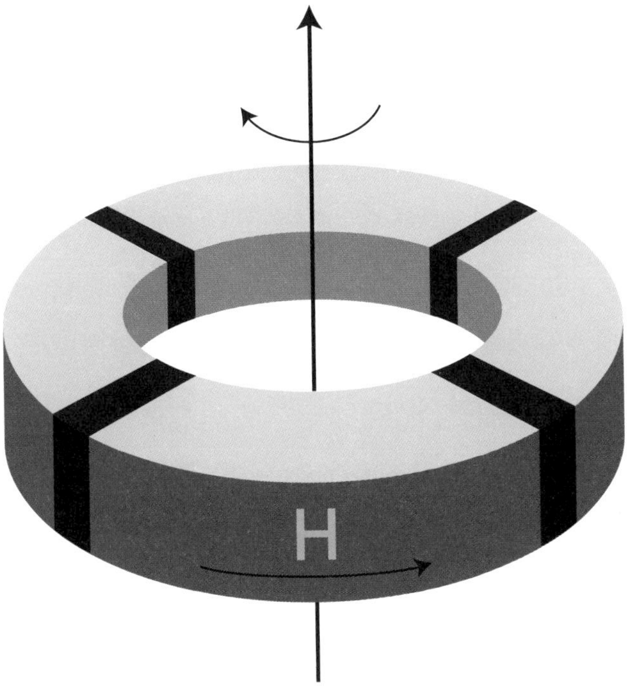

撓場產生器的原理，就是用一個環形的磁鐵做撓場源頭，由於磁場沿著環形磁鐵中心繞了一圈，表示產生磁場的鐵原子自旋撓場排列整齊，沿著中心轉了一圈，產生環形破裂的時空裂縫，然後用光碟機的高速馬達來旋轉，環形裂縫扭曲周邊時空會形成一個軸向，渦漩時空撓場就可以從前方管口射出去。

撓場產生器的原理很簡單，就是用一個環形的磁鐵做撓場源頭，由於磁場沿著環形磁鐵中心繞了一圈，表示產生磁場的鐵原子自旋撓場排列整齊，沿著中心轉了一圈，產生環形破裂的時空裂縫，然後用光碟機的高速馬達，來旋轉磁鐵每分鐘三千轉以上，環形裂縫扭曲周邊時空會形成一個軸向，渦漩時空撓場就可以從前方管口射出去。

當然到現在為止，還沒有找到偵測器可測量其強度，但是有特異功能的T小姐，用手掌去感覺，會刺痛的不敢久留，一碰撓場馬上把手閃開，據說撓場射出距離可達到二點二公尺非常驚人。

一位練功高手用手掌感覺撓場半分鐘，半天後，身體出現氣血洶湧、全身氣場被打亂的現象。我們知道撓場產生器確實有種能量輸出的現象非常高興。但是問題出現了，我們既然無法客觀的量出撓場強度，要如何穩定且客觀的量出撓場產生的效應？

我想到，既然水晶氣場會被水吸收，撓場發射器發出的撓場經T小姐測試也會被沾水的紙吸收，水既然吸收了能量，它的物理性質應該有所改變，也許我們能用水的某些性質變化，來證明撓場的存在。但是水的何種性質會產生改變呢？

應用飲用水的研究，測試撓場

我注意到二〇〇四年，當時一些生產飲用水的公司，常常用核磁共振（NMR）技術來量水分子團的大小，說明他們公司的技術可以做出小分子水。我想也可以用同樣的方法來試試看。原來他們是量水中氧同位素（O17）的核磁共振（NMR）頻譜，而共振信號尖峰的半高寬與水分子團大小成正比，也許我們可以看看照過撓場後，水分子團大小是不是有變化。

圖6｜撓場照水的裝置

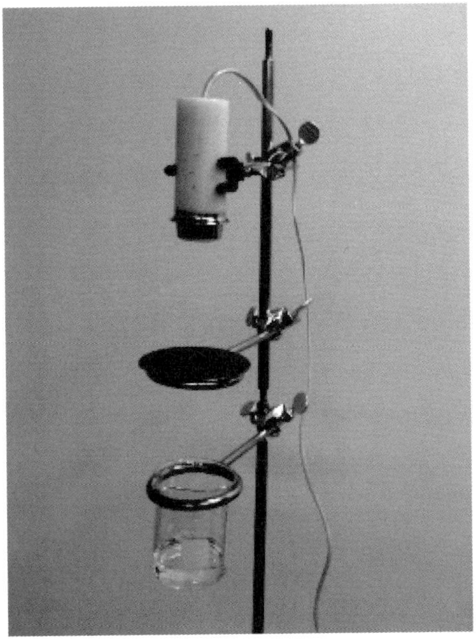

上為撓場產生器，中為阻隔物，下為燒杯裝了50克生理食鹽水。

因此自二〇〇四年開始，我們就到清華大學及臺大化學系的核磁共振中心去做實驗。我們設計製作了一個沒有磁性的金屬架（圖6），上面架著撓場產生器，下面燒杯裝有五十克的生理食鹽水，或加有零點二克氯化鎂的自來水，中間可以放置阻隔物，以了解撓場穿過阻隔物的效果。

二〇〇五年，由於我擔任了臺大校長，為了避免引起科學界的爭議，就在二〇〇六年停止實驗，而在二〇一三年六月卸任臺大校長後，重新恢復了實驗。

用各種材質阻隔撓場，穿透力皆不受影響

通常我們做實驗時，先不開撓場產生器，直接從燒杯中每三到五分鐘吸一滴約零點二三毫升的水送進機器，測量核磁共振信號作為背景數據，總共測量的時間約九十分鐘，以取得夠多的數據。然後換一杯同樣的生理食鹽水，直接照撓場三分鐘後，用同樣的程序測量核磁共振信號九十分鐘，再比較兩者的異同。

為了解撓場產生器內環形磁鐵的旋轉是否會產生強烈的電磁波，干擾我們的實驗，我們用高斯計及電位計測量了撓場產生器從管口外的電場及磁場的強度。

結果發現，只要距離管口十五公分，磁場強度會比地磁弱五百倍，距離管口二十公分的電場強度時，相當於距離家中一百一十伏特電源一百公尺外的強度，都是非常的微弱。因此實驗時，我們撓場產生器的管口都保持距離水面三十公分以

圖7｜撓場的背景數據圖

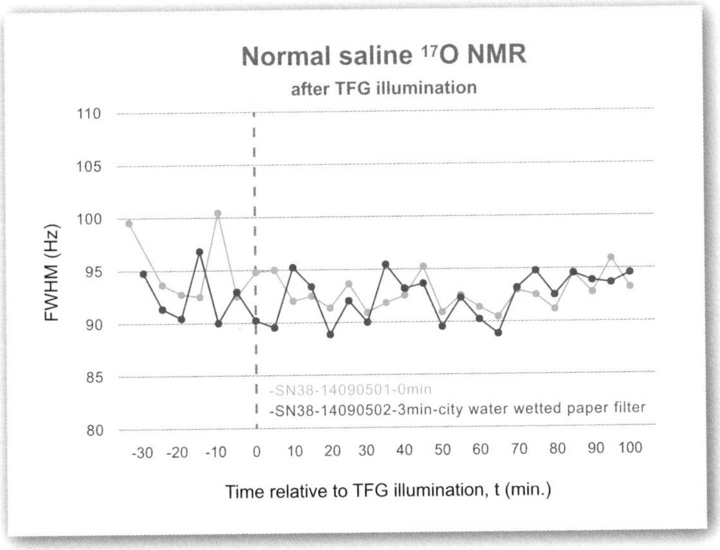

淺藍色曲線是水不照撓場的背景數據，深藍色曲線是水在濕濾紙阻隔下，照撓場3分鐘後的結果，縱軸0分鐘是照射完撓場的時間。

上，以減少任何殘留電磁場的影響。

我們從經驗中慢慢調成實驗現場的配置，例如將撓場產生器輸電線擺放下垂的位置，都會干擾實驗的結果，因此要得到一致可信賴的結果，所有環境因素都要控制到一致，測量的時間要儘量接近。

經過這麼多年，超過一百次的實驗，我們的確發現撓場存在的證據。這可以從照與不照撓場水分子團大小的變化看出。這些實驗結果都是撓場產生器輸電線下垂在支架旁邊的結果。

例如在沒有照撓場的背景數據中，水中氧同位素核磁共振信號的半高寬值一般會如上圖7的淺藍色曲線所示，信號高高低低做周期性變化在平均值九十三赫茲

圖8｜撓場產生器，照射生理食鹽水3分鐘後，O17半高寬變化情形

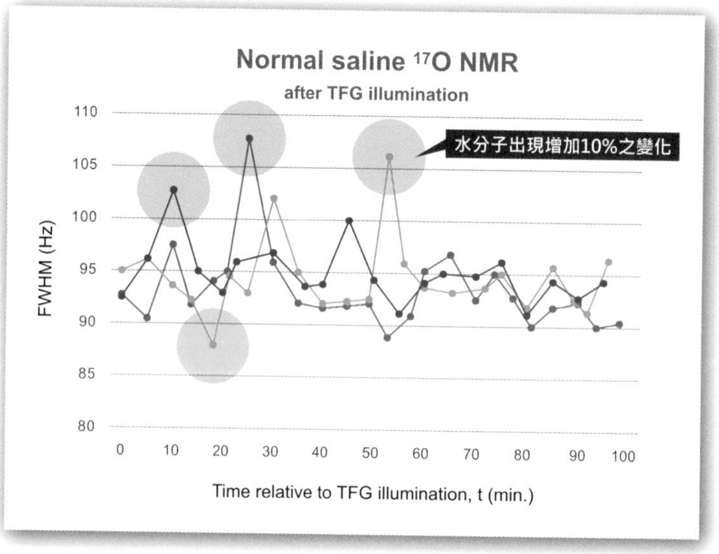

撓場產生器照射生理食鹽水3分鐘後，水分子出現增加10%之變化。

（正負三赫茲之間）震盪。深藍色曲線是同一天第二次做的實驗，這次把撓場先穿透濕的濾紙，再照射自來水三分鐘，結果與不照撓場的數據相當類似，變動的幅度在如二十分鐘的短時間內稍大一些，超過二十分鐘後則變化相當一致。

這似乎表示撓場被濕的濾紙吸收，沒對下面的生理食鹽水產生作用了嗎？所以照或不照撓場結果很類似。那如果用撓場直接照水三分鐘的結果又是如何？

上圖8就是三次時間接近的實驗，用撓場直接照水三分鐘的結果。三條曲線都出現很顯著的特徵，就是出現變化超過百分之十的多個尖峰，比如灰色曲線在撓場照二十八分鐘後，出現超過百分之十二的

圖9｜撓場產生器，照射鋁板3分鐘後，O17半高寬變化情形

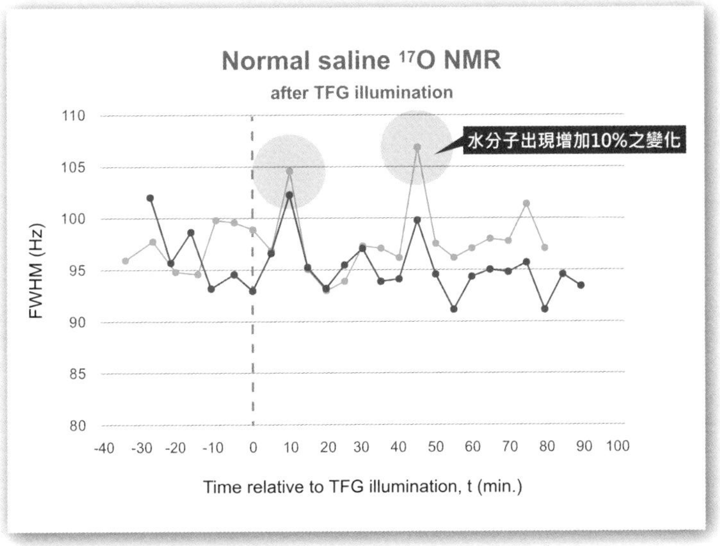

淺藍色曲線是撓場直接照水結果，深藍色曲線是撓場穿過2釐米厚鋁板照水結果。

正尖峰、淺藍色曲線在十八分鐘後出現一個負尖峰，在三十二分及五十五分鐘時，出現兩個約百分之十的正尖峰、而深藍色曲線在第十、四十八分鐘出現兩個正尖峰。與不照撓場的實驗結果（第一五九頁圖7）比較，這顯示了撓場的確存在，而水吸收了撓場以後，水分子團的大小發生了系統性的改變。

接著，我們嘗試用金屬鋁、不鏽鋼板及金屬鉬來阻擋撓場，看看結果如何。

上圖9顯示了用撓場產生器直接照水，或穿過兩釐米厚鋁板照射水的結果，很明顯的，可以看到撓場不管是直接照水或穿透兩釐米鋁板照水，都會導致三個尖峰，位置幾乎一樣。表示鋁板不會阻擋任

何撓場。

如果改用不鏽鋼（沒有磁性）或金屬鉬阻擋撓場，則水中氧同位素的半高寬值變化相當大（左頁圖10）。在透過不鏽鋼照完三分鐘撓場後的二十到三十五分鐘內，竟然出現一個超過百分之十變化的負尖峰，而在透過金屬鉬照完三分鐘撓場後的四十到五十分鐘內，也有一接近百分之十變化的負尖峰出現，不像前面直接照水的實驗出現三個正尖峰。這表示兩種金屬內磁性分子所帶的撓場，會散射入射的撓場，產生交互作用，而改變了與水作用的型態。

由這些實驗的結果，我們可以很篤定的說：「撓場是存在的。」它會被水吸收，水吸收撓場後，為了抵抗撓場的扭力，水分子團出現像陀螺反彈旋轉傾倒後再站立，導致水分子團忽大忽小的現象。

由這些實驗結果顯示撓場會被水吸收、直接穿過鋁金屬不受影響，穿過不鏽鋼與金屬鉬效果類似，與T小姐感應水晶氣場穿透這些阻隔物的結果幾乎一致。因此我們的結論是「水晶氣場就是屬於第五種力場的撓場」。氣功研究的第一道謎題在我一九八八年開始研究的二十年後，終於獲得解答。

圖10｜撓場產生器，透過不鏽鋼（淺藍色、灰色）或金屬鉬（深藍色）照射生理食鹽水三分鐘後，O17半高寬變化情形

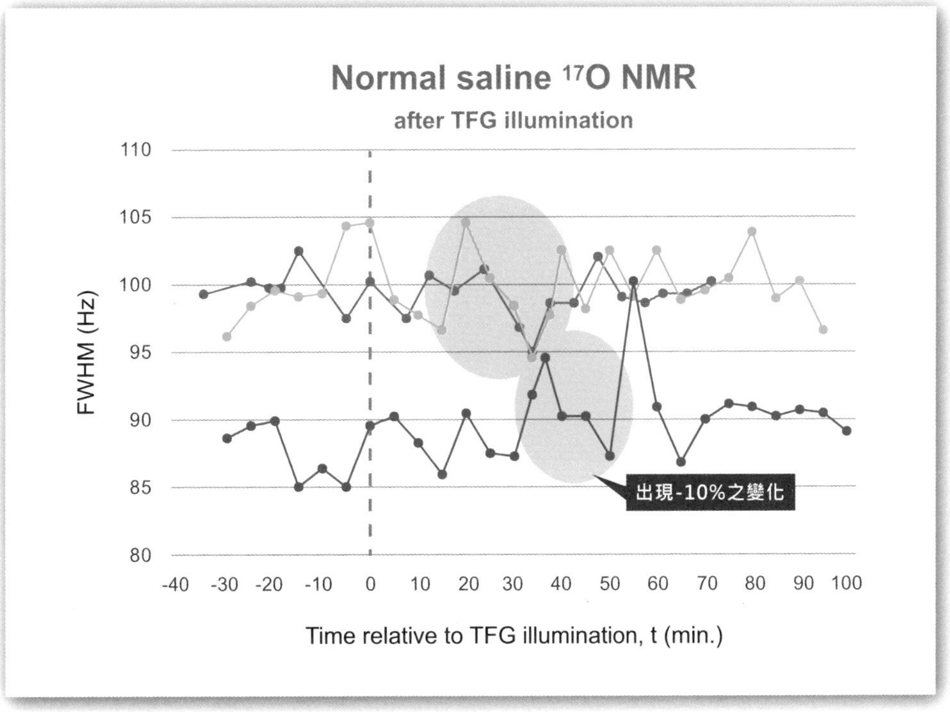

若改用不鏽鋼（沒有磁性）或金屬鉬阻擋撓場，則O17半高寬的變化改變相當大。在透過不鏽鋼照完3分鐘撓場後20到35分鐘內，竟出現一個超過10%變化的負尖峰，而在透過金屬鉬照完3分鐘撓場後的40～50分鐘內，也有一接近10%變化的負尖峰出現。

水晶氣場的神祕特性——吸引子與氣導

水晶氣場還有甚麼有趣的物理性質嗎？這就要靠具有手指識字功能的T小姐來感應，首先，我們需要一個水晶氣場產生器，於是使用由同步輻射中心的陳博士所提供的一粒捷克隕石作為氣場發射源，並用黑色膠帶固定在切削成十二面錐狀水晶柱的後方（左頁圖11）。

此水晶柱可以把捷克隕石發出的氣聚焦後，像雷射一樣射出，氣束的直徑約為水晶錐口的大小為五毫米。

實驗時，水晶氣場產生器以水平方向，架在支撐架上，T小姐戴上不透光的眼罩，以右手掌距離產生器約三十公分遠處，先感覺氣場的形狀及強弱，然後主試者將遮蔽物擋住水晶氣場後（下圖12），T小姐會說出氣場強弱及形狀的變化，有時感應不確定，要重複實驗數次。

為驗證T小姐對氣場強弱變化的精準度（比如氣場穿過某一種物體，強度會從十減弱為五），我們會在做了很多次實驗後，再隨機把同樣物體重測一遍，不讓T小姐知道，才能確認結果一樣。根據T小姐的感應，水晶產生器的圓柱型氣場約有九十公分長，九十公分內的氣場強度皆很均勻。

圖11｜水晶氣場產生器

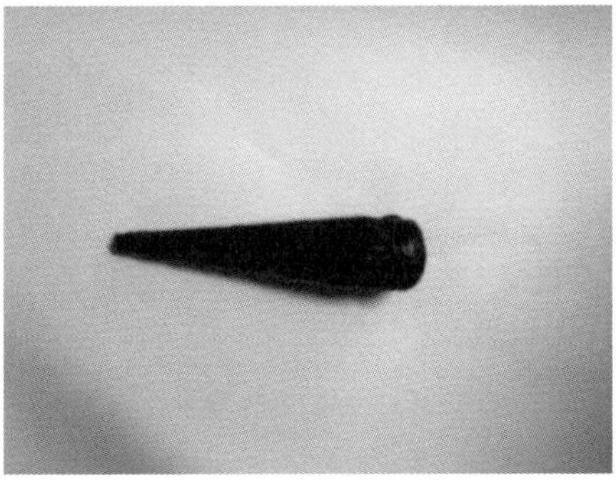

右端為捷克隕石，左為12面水晶柱，用黑膠帶纏繞固定彼此。

圖12｜用手掌感覺氣場

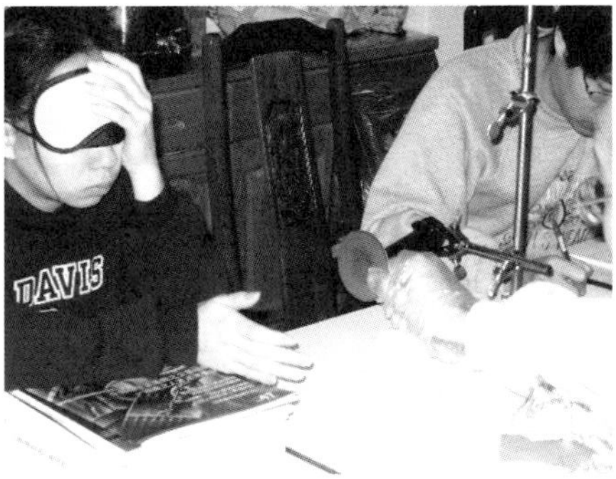

T小姐戴上不透光的眼罩，以右手掌距離產生器約30公分遠處，感覺氣場的形狀及強弱。

遇到神聖字彙，氣場會發生改變

T小姐過去在做手指識字實驗時，發現手遇到某些宗教上的字彙如佛、觀音、菩薩、耶穌等字彙，她會在大腦第三眼看到異像，如亮光、發光的人、十字架、聽到笑聲，我們稱之為「神聖字彙」。

我們請T小姐測試發現，水晶氣場穿過白紙或穿過紙上寫的普通字如「佛」字，都不受影響直穿而過，強度沒有減弱（左頁圖13上圖）。但是穿過神聖字彙如「佛」字，則會變成大圓，甚至感到溫溫的，表示能量變強。我們還移動水晶氣場在佛字周圍測試，發現在距離佛字一個字範圍內，都有同樣效應，氣場變成大圓、變強、溫溫的。

也就是說氣場只要通過佛字的橫截面，就會被佛字捕捉住產生同樣的效應，我相信「佛」字在紙面四周，會形成一個三倍直徑的漩渦時空結構，並能垂直穿透紙面。氣場只要進入漩渦範圍，就會被吸入並放大。

如果我們在「佛」字捕氣橫截面內，放一普通字如「佛」字（左頁圖13下圖），則原來捕氣橫截面的漩渦時空結構被破壞，T小姐會感覺大圓有缺角。

圖13｜水晶氣場與普通字及神聖字彙的交互作用

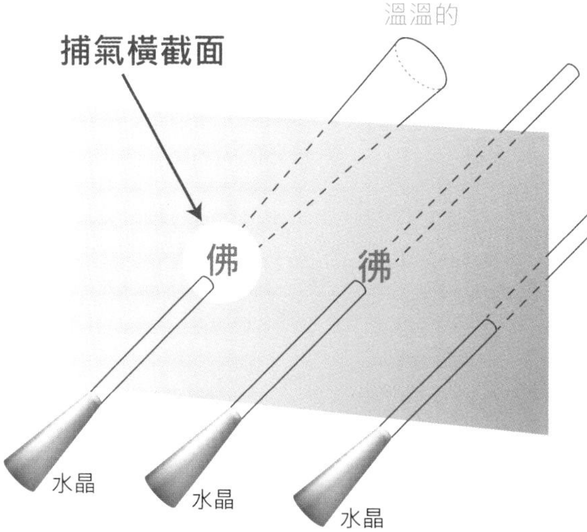

當水晶氣場穿過普通字如「佛」字，都不受影響。但是穿過神聖字彙如「佛」字，則會變成大圓，甚至能量變強。水晶照佛字四周，都有同樣的氣場效應。

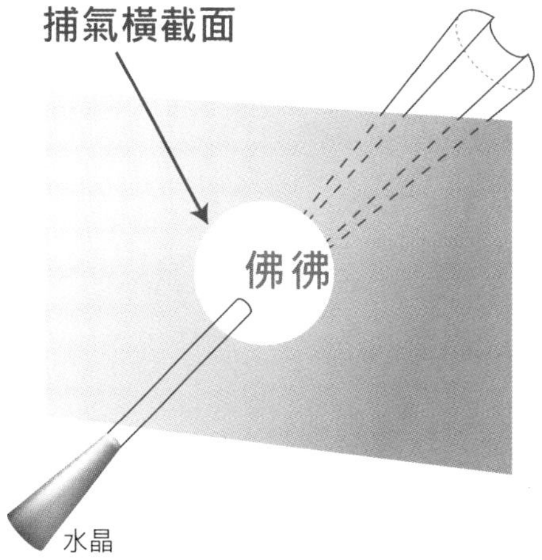

如果我們在「佛」字捕氣橫截面內，放一普通字如「佛」字，則原來的漩渦時空結構會被破壞，感覺到大圓有缺角。

如果我們把二乘二平方公分面積大小的「佛」字，放到六乘二十平方公分大小長方形紙的角落（左頁圖14上圖），則三倍大的捕氣橫截面無法擴展到紙外，而被迫各向兩邊緣伸長，形成一個凹陷的扇形結構。

當我們把佛字寫在一狹長的紙條上，佛字大小超過紙條寬度一半的L形紙條上時（左頁圖14下圖），捕氣橫截面會如何變化？很神奇的是，捕氣橫截面會沿著紙條擴展到紙條另一端。整條紙都變成了氣導，而佛字變成「吸引子」，其渦漩時空結構已被迫擴展到整個氣導上，可以把通過氣導上遠處的氣吸引過來，再垂直投射出去。

一百七十頁的圖15是正常U形氣導，氣導右上角印一佛字，大小超過紙條寬度的一半，形成吸引子，當水晶氣場打在左上角①的位置，會被吸引沿U形軌道傳導到佛字，箭頭軌跡所示為T小姐手掌對氣移動的感覺。

如果水晶氣場照到U型氣導下方橫條的中央②的位置，則T小姐手掌感覺氣是先橫行比①實驗較短的一段軌跡後，再向上轉到佛字。

圖14｜水晶氣場與神聖字彙的交互作用

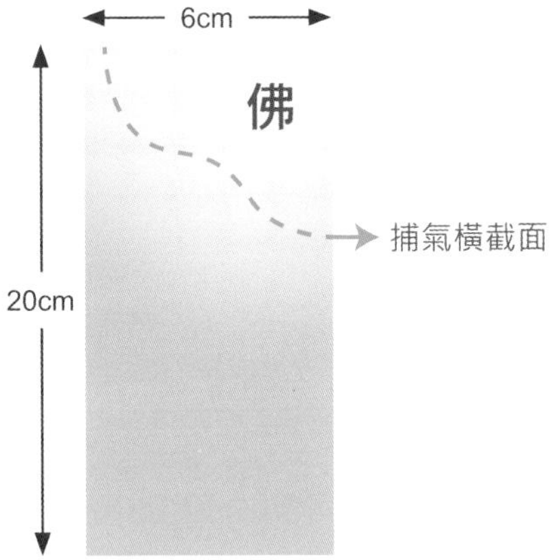

吸引子與氣導現象

如果我們把佛字，放到長方形紙的角落，則三倍大的捕氣橫截面無法擴展到紙外，而被迫各向兩邊緣伸長，形成一個凹陷的扇形結構。

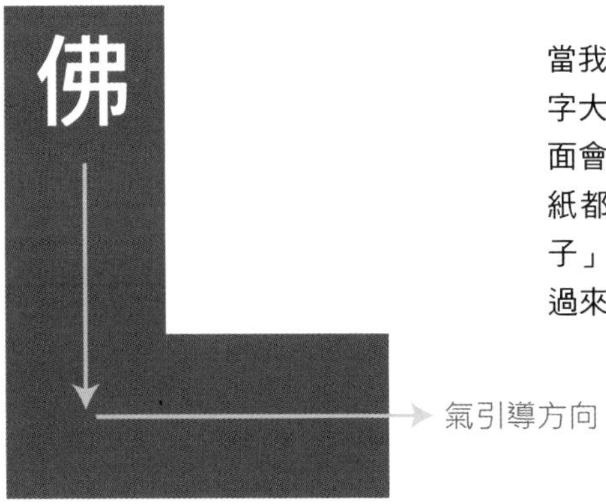

吸引子與氣導現象

當我們把佛字寫在一狹長的紙條上，佛字大小超過紙條寬度的一半，補氣橫截面會沿著紙條擴展到紙條另一端，整條紙都變成了氣導，而佛字變成「吸引子」，可以把遠處通過氣導上的氣吸引過來再垂直投射出去。

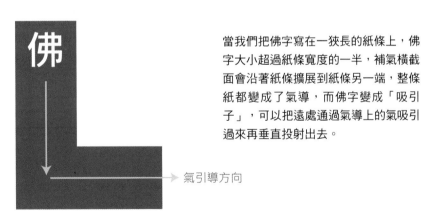

圖15｜U型氣導右上角有一佛字，形成吸引子

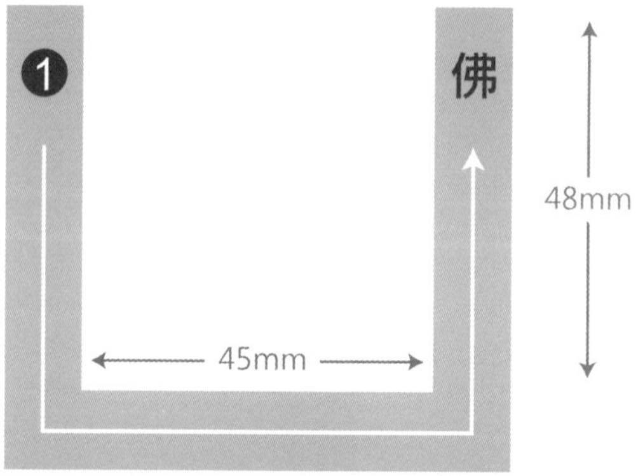

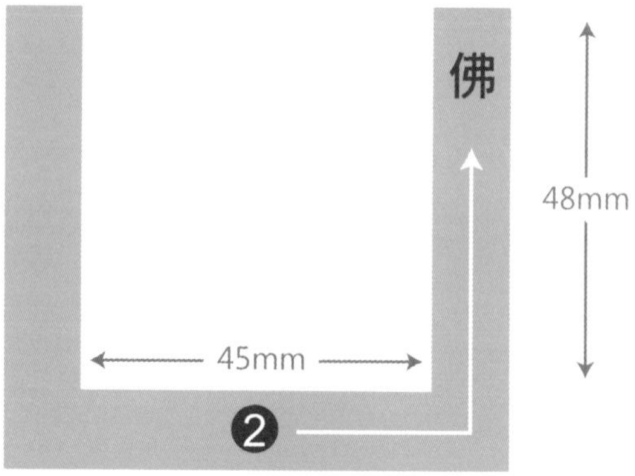

當水晶氣場打在左上角❶的位置，會被吸引沿U形軌道傳導到佛字；如果水晶氣場照到U型氣導下方橫條的中央❷的位置，則感覺氣的軌跡是先向右橫行一段後再向上轉到佛字。

從撓場實驗中，發現了「神聖字彙」對氣場引導的影響。

如果我們把U型氣導的底端橫條寬度加大到超過佛字的兩倍大（下頁圖16），兩臂紙條寬十五釐米及十六釐米，佛字寬十釐米，超過紙條寬度的一半。但是底部通道寬二十六釐米，超過佛字兩倍大，會發現氣導能力減弱。

這由氣場照射不同的位置及運動情形可以看出。

比如照射左上角①或⑤的位置，氣場會往下走、消失不見，再出現在右邊上方，這是因為氣場走到下方橫條通道，局限能力不夠產生擺動，導致氣場從另一端離開手掌，所以感覺不到，但是氣流擺動到通道右臂，局限能力恢復又指向手掌並走向佛字。

如果氣場照到下通道的第②或第④點，都沒有局限及吸引能力，因此氣場直穿而過沒有變化。如果氣場打到右臂通道的底部右下角的第③點，則直接會被佛字吸引往上走。

圖16｜U型氣導右上角有一佛字，形成吸引子

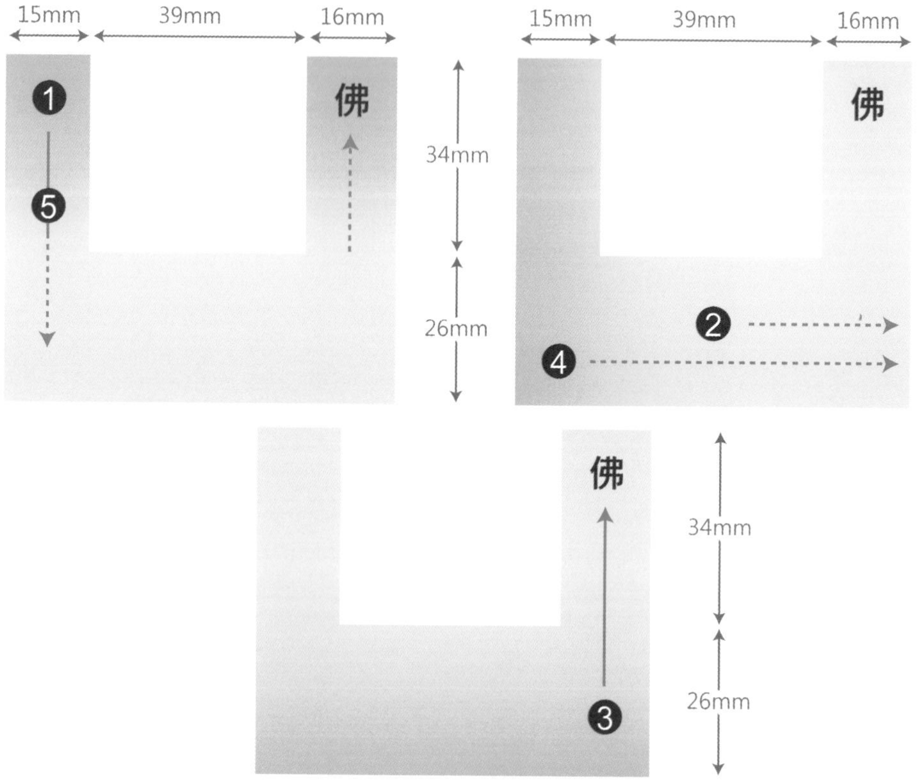

照射左上角❶或❺的位置，氣場會往下走消失不見，再出現在右上方。如果氣場照到下通道的第❷或第❹點，都沒有局限或吸引能力，因此氣場直穿而過沒有變化。如果氣場打到右下角的❸的位置，則直接會被佛字吸引往上走。

氣場的移動，讓我發現了抗原與抗體不需接觸就能產生生化反應的時空原理。

佛字產生的特殊漩渦時空

後來，我們在捲成一圓圈的鐵絲圈一端，貼一張寫佛字的方形紙張，只要佛字大小超過紙張大小的一半，就可以形成吸引子，用氣場打在鐵絲另一端點，則氣場會沿著鐵絲圈被吸往佛字。這表示氣導與材料無關，主要是要有物質連結吸引子與氣場即可。由此我們了解，吸引氣的基本原理是要設計一個氣導引向的吸引子，不論中間用甚麼材料連接，佛字產生的特殊渦漩時空都會沿著材料傳播到整個通道。

這些發現顯示氣場是會移動的，只要受到渦漩時空吸引子的吸引，中間又有一個合適的氣導連結，它就會移動。

這個發現促使我們在二〇一四年證明了抗原、抗體的生化反應，是不需要兩分子直接接觸的。抗體的X信息，也許就是分子的時空撓場結構，似乎會被抗原分子吸引穿牆破壁、穿越阻隔物與另一端的抗原發生化學反應，這項發現如果屬實，將改變了化學教科書所描述化學反應的基本典範，也可能揭開了中醫經絡之謎，與氣功健身可一天治病之謎。

第四章

祛病的健康關鍵，經絡不可不通

「經絡者，所以能決死生，處百病，調虛實，不可不通。」——《黃帝內經》

經絡的狀態，可以決定人是死還是生，調理上百種疾病，與身體的虛實，因此一定要保持通暢。

南氏去過敏法，現身臺大醫院

二〇一一年，我在擔任臺大校長期間，有一天陳副校長很興奮地進到我辦公室說：「不得了、不得了，出了神蹟……」我問他：「怎麼回事？」陳副校長回答：「我太太患了七個月的嚴重過敏，去看臺大醫院內科的李醫師，用一種叫做南氏去過敏法的另類療法治療，三天就好了，沒吃任何藥。」

原來陳太太不知甚麼原因嚴重過敏，看遍中西醫，打類固醇抗組織胺打到不能再打，能用的方法用盡，絲毫沒有起色，有時晚上睡覺連氣管都很癢，簡直生不如死，最後，他只好去向臺大醫學院的楊院長求救：「你們這些大醫生到底還有甚麼辦法來救我太太？」楊院長對他說：「你去找內科李醫師的另類療法試看看。」

後來看診時，李醫師很快地用肌力測試及信息水，找出了陳太太的過敏原是

只要保健方法正確，生命會展示它強大的自癒能力。

蝦蟹，經過刮背打通膀胱經，以及按摩五到十個穴道後，躺了十五分鐘，確定肌力測試過關，並告知陳太太，一般人回到家後要一天二十四小時內不能碰蝦蟹，但是由於她的狀況拖太久、太嚴重，因此要三天七十二小時不能再碰蝦蟹，結果三天以後，她就痊癒了，完全恢復正常，長達七個月的過敏就這樣結束了，令人震驚，不可思議。

臺大醫院一向保守得連中醫門診都沒有，怎麼有醫生會用這種神奇的療法。其實這件事已經揭露了人體健康的奧祕，只要保健方法正確，生命會展示祂強大的自癒能力。

二十年的異位性皮膚炎，經絡一通就完全痊癒

我太太聽到這個消息後，馬上決定去給李醫師看過敏，她腿上患有異位性皮膚炎，常常抓癢抓的皮膚有點紅腫潰爛，因此二十年都只穿褲裝，不敢穿裙子。

我陪她去看了李醫師，發現李醫師用的南氏去過敏法是屬於信息醫學的一個支脈。治病前，病人先把身上的金屬物品像手錶、皮帶、手機、鑰匙掏出來，然後人

躺在床上，一隻手舉起垂直床面，另一隻手握住一個燒杯。李醫師問診後，從一堆瓶子中挑選了一小瓶信息水放入燒杯，然後就用肌力測試壓舉起的手，如果順利壓下，表示病人對信息水的信息過敏，也就是找到過敏原了，如果不對的話，就換一瓶信息水，並用同樣方法測試直到找到過敏原。

然後，讓病人趴在床上，手仍然握著燒杯，由李醫師用小滾輪來刮背部的膀胱經，再加整脊的動作，刮的時候，病人要不斷地深吸氣，然後吐氣，每一次吸氣及吐氣，大拇指要輪流按其它手指指尖，以接通手部經絡。

刮完後，病人翻身過來，再用按摩器刺激手腳的五到十個重要穴道。做完治療後，再用肌力測試看看，是否仍然對過敏原過敏，若手壓不下來表示過關後，躺個十五分鐘穩住成果，就算治療完成。

治療中，最重要的一步就是回家後二十四小時內不可以再碰到過敏原，否則前功盡棄，這樣一天後，就再也不會對這個過敏原過敏了。

天呀！一天治過敏的功效，不是跟我練氣功一天治病完全一樣嗎？困擾我二十多年「為何氣功能一天治病」的謎題，突然之間顯現它的答案——「打通經絡」。

南式去敏法應用了整脊學、針灸學及營養學的原理，治癒數萬過敏病例。

治癒數萬人過敏病例的南氏去敏法

我請教李醫師怎麼學會這套方法來治療過敏，原來十多年前他到美國加州進修時，太太患了嚴重的過敏，自己身為醫生卻束手無策，聽到當地有一位印度醫生南氏（Nambudripad）於一九八三年應用了整脊學、針灸學及營養學的原理，發展出一種去除各種過敏，及治療過敏所引起疾病的方法，叫做南氏去敏法（NAET，Nambudripad's Allergy Elimination Techniques），已治癒了數以萬計的過敏病例。

於是，李醫師帶太太去治療，結果一天之內，就把他太太過敏治好了，他在震驚之餘，決定拜南氏為師，學習這整套技術，並把這套方法帶回臺大醫院，默默行醫十多年。

李醫師囑咐我太太每星期去看一次，每次去除一種過敏原，回家後一天不進廚房，遠離可能的過敏原，家人若要用餐先各自想辦法解決。結果，她腿上的紅腫一星期比一星期更加改善，花了將近一年時間看診，去掉四、五十種過敏原後，腿就完全好了，又可以穿裙子了，期間內沒有吃任何藥。

一切病症的起源，都是先從過敏開始

根據南氏療法的原理，認為人體內有一套能量系統，會沿著十二經絡由經到絡巡行全身，二十四小時循環一圈，這其實就是中醫所講的子午流注，這個能量體系會協調身體整套系統的同步和諧運作。

而一切病症的起源都是先從過敏開始，一旦過敏分子原打亂部分經絡的能量巡行系統，會造成不同器官協調的紊亂，開始產生過敏症狀，等到過敏原愈來愈多，把身體能量系統破壞得愈來愈亂之後，身體就開始生病。

聽到他的理論後，我太太問李醫師是否可以治療暈眩症，她年輕時由於撞到頭部有些腦震盪，頭朝某一方向傾斜時會有暈眩的感覺，已有三十多年。

李醫師同樣用南氏去過敏法，在刮經絡刺激穴道時，讓她大腦想著暈眩感，一天後，三十多年的暈眩就不藥而癒了，令人見識到經絡通暢的強大治病能力。

比如本身同是醫師的陳教授，常常無緣無故流鼻水好幾十年了，聽說李醫師有這套方法就去試試，後來他跟我說：「真的一天就好了，不過沒道理。」

有一位林女士是虔誠的天主教徒，每天定時在早上十到十一點，下午四到五點

等到過敏原愈來愈多，身體能量系統被破壞得愈亂，就會開始生病。

會心神不寧，也有幾十年了。她本來不願去接觸任何與東方宗教有關的事物，經過好朋友力勸，勉強去試了試南氏去過敏法，事後告知朋友果然一天就好了，其它如嘴角破裂、植牙後的牙痛等等各種經常出現的疑難雜症，在用南氏去過敏法治療完一天後都能痊癒。

連臺灣南部一位醫院的院長，手部不知原因的潰爛，因此要帶著手套看病，結果也被李醫師治好，就決定遠赴加州找南氏拜師學藝，其種種神跡數不勝數。

臺大醫院肯定南氏去敏法的治療效果

臺大醫院有六位醫師跟著李醫師學習這種方法，包括家醫科、復健科、神經科、牙醫科、內科等部門。二〇一六年九月，臺大醫院正式承認這種方法的有效性，成立去過敏諮詢服務，接受病人預約，我個人認為這是臺大醫院一百多年來的大突破，突破了傳統中醫的技術，直接跳往信息醫學的諮詢。因為南氏去過敏法的源頭，還是用到了信息醫學所發展出來的信息水，這激起我極大的興趣，想詳細了解信息醫學的起源與發展。

信息醫學與同類療法

信息醫學是十八世紀末年德國醫生赫尼曼（Samuel Hahnemann）所創立。一七九〇年，當他把著名的《蘇格蘭嘉倫藥典》（Cullen）由英文翻譯成德文時，讀到嘉倫說金雞納（Cinchona）有苦味所以可以治療瘧疾時，他並不相信這種說法，於是親自服用小量的金雞納後，結果大出意料之外，他竟然出現發冷、發熱、出汗，又有腹瀉的情況，就跟患上瘧疾一樣。

經過反覆嘗試都有相同效果後，他開始推論，金雞納可治療瘧疾，就因為它能產生和瘧疾的相同症狀，原來藥用在健康的人身上即是毒，因此為避免藥會加重病人症狀，藥量必須加以稀釋，他每次將藥物用水稀釋十倍（X／D）【註9】，稀釋後要劇烈搖晃溶液，否則無效，當稀釋二十四次以上後，原來水中有一摩爾（6.02X

1023分子）【註10】的藥分子，稀釋後已經不含藥物分子，只剩下藥物分子的信息，而成為純粹的信息水。

藥能讓你產生相應的疾病

後來，赫尼曼醫生提出「藥就是毒」的理論，認為凡是能產生與疾病相同症狀的物質就是藥（like cures like），因此這種療法又稱之為同類療法（homeopathy）。

他蒐集動植物、礦物的粉末予以調配稀釋，然後請健康的人來做實驗，吃這些粉末的信息水，每天記錄身體產生的症狀並予以統計。二十年後，到了一八一〇年，他將研究成果發表寫成書，紀錄了六十多種可以治病的稀釋藥物，而從此這些稀釋的信息水，就成為信息醫學或同類療法診斷及治療的必備神奇藥物。

> 原來藥用在健康的人身上即是毒，為避免藥會加重病症，藥量必須稀釋。

【註9】X／D：X／D＝1／10，表示稀釋十分之一的單位。
【註10】摩爾：是物質的量的國際單位，可以用於表達原子、電子和離子等微觀粒子的數量。

我一九八八年為研究氣功，去參觀陽明醫學院傳統醫學研究所崔玖教授所用的傅爾電針，以及臺大醫院李醫師南氏去過敏法所用到的信息水，也來自同樣的源頭。同類療法製劑在德國及法國都是合法的，但是在美國被禁掉了，因為會影響到藥商的利益。

X信息，穿牆破壁的信息

不論是傅爾電針或南氏去過敏療法都要用到裝有信息水的小玻璃瓶，問題是將小玻璃瓶握在手中、放在燒杯中，或者是放在電路串聯的鋁盤上，它裡面的微弱信息怎麼可能會影響到身體而產生反應，顯然這些藥分子信息必須穿越玻璃瓶壁面，直接進入握著玻璃瓶的手掌及人體，或被傅爾電針的電流帶入人體。問題是我們可以設計實驗來證明嗎？

抗原、抗體生化反應，需要直接接觸嗎？

自從二〇〇四年，我知道撓場的存在以後，幾年間我們就發現水晶氣場可能就是時空扭曲的撓場，而氣場會被吸引子吸引沿著氣導運動，那麼藥物分子的撓場結構信息，是否也有可能被某種吸引子吸引，沿著氣導穿牆破壁傳播到遠方？

二〇〇五年，有一天我突然想到，既然撓場時空結構會遠距傳播，兩種分子間的生物化學反應真的要直接接觸嗎？可以遠程控制嗎？這個疑問其實已經違反了一般化學教科書的典範，兩分子要產生化學反應，當然要互相接觸，我去查了很多生物化學的書，想了解藥物分子怎麼找到病毒或細菌，然後把它們消滅。

原來抗原、抗體生化反應都是運用鑰匙開鎖原理，兩分子外形互補，一個像鑰匙、一個像鎖，當鑰匙找到鎖，兩者外型結合以後，就會引發後續的複雜生化反應，達到殺敵的效果。

鑰匙開鎖聽起來簡單易懂，卻不合理，一般人拿鑰匙開鎖是很簡單的工作，對溶液中的分子卻很困難，試想人拿著鑰匙去對鎖孔當然簡單，但是抗體在溶液中沒人拿著，它是在溶液中翻滾而來，抗原在細胞壁上擺動，相當於我們拿著鑰匙環、甩著鑰匙去開鎖，而鎖又在擺動，要對準鎖孔可是極端困難的工作。不信的話，今天回家時你試試拿著鑰匙環來開鎖，我保證你到半夜還是進不了門。

抗原、抗體生化反應都是運用鑰匙開鎖原理，達到殺敵的效果。

X信息，就是抗體的時空撓場

有人會推想，那或許是抗原和抗體兩者之間有微弱的靜電吸引力而促成的？這樣更糟，如果吸引的方向角度不對，一旦碰在一起，既開不了鎖，想再試一次都變得更困難。或者，有人說這只是或然率的問題，抗體有一億分之一的機會可以對準抗原，但是如果有一億個抗體分子，總有一個會成功，成功率不就是一了嗎？但是抗原可不是一個，而是有十萬個或百萬個，抗體抗原之比，還是一千或一百比一，要想快速反應困難重重，但是一般生化反應好像變快的，這又是怎麼一回事？

是否可能有另外一個第二管道在幫忙反應？比如抗體只要撞上細胞壁就可以了，抗體本身帶有另外的一種X信息，會沿著細胞壁傳導，碰到抗原就產生生化學反應，如此一來，反應速率就會大幅增加。

我懷疑這個X信息就是抗體的時空撓場結構，但是並不確定，就暫時先用X信息來代稱這個神祕的信息。

實驗證實X信息的存在

為了證實兩分子不接觸，也會產生化學反應。我需要找到不同領域的專家合作，第一，當然是生化學家，他們知道怎麼選取兩種適當的反應物，並能測量化學反應的速率及生成物；第二，我們需要一位能設計製作微小生長室的專家，必須能把兩種生長室隔出一段微小距離，讓兩邊的細胞或反應物不能直接接觸。這樣的團隊不容易組成，我花了七年時間，才在偶然的機運下組成。

兩百多年前的神祕信息顯身了

二〇一一年九月，我去俄國莫斯科大學訪問，隨行的李教授是生命科學系的教

內皮素分子的Ｘ信息，竟能穿透薄膜，
直接傳到生長室與癌細胞產生反應。

授，聽到我的問題後，說他認識臺大應用力學研究所的胡教授，他是研究微流道的專家可以合作。突然之間因緣俱足，所有技術都具備了，回國以後，我們就展開了合作。

要證明兩分子沒有接觸也能產生化學反應，是向現代化學的基本信仰挑戰，一定要謹慎從事，不成功就成仁，我已經快要退休成仁沒有關係，其他兩位學者還年輕，仍有長期的學術生涯要面對，必須嚴格從事實驗。

李教授選擇的反應系統，是一個前列腺癌細胞PC-3，讓它吸進足夠的綠色螢光分子，平常不會放光，但是螢光分子一旦與鈣離子Ca＋2 結合就會發出綠色螢光。另一個反應物是內皮素（endothelin-1）分子，其大小尺寸約在五十奈米。

內皮素若與PC-3細胞受體結合，會啟動第二資訊cGMP分子，誘導PC-3細胞內的鈣離子濃度Ca＋2增高，就會結合螢光分子發出螢光，而被螢光顯微鏡記錄下來。微流道分為上下兩部分互相垂直，上流道放PC-3癌細胞，下流道流過內皮素分子，兩流道中間用一道牆隔開，這道牆就是一層高分子材料聚二甲基矽氧烷（PDMS）薄膜，薄膜的厚度從十微米到九十五微米，九十五微米厚的薄膜相當內皮素分子的一千九百倍大，是一堵巨大的牆。

實驗前，首先要確認薄膜沒有漏洞，這可以用一般測漏方法先行測試。在下流道放一些指標分子，若薄膜有漏洞，指標分子會漏到上流道鑽進PC-3細胞的細胞核中產生藍色螢光，我們經過二十四小時測漏，都沒有發現任何漏洞，就可以開始正式的實驗。

先把PC-3癌細胞放在上流道培養固定一夜後，第二天再將內皮素分子流過下流道，開始流動後五分鐘及十分鐘後，各量一次PC-3癌細胞的螢光強度。

記得看到第一次實驗結果，不論中間PDMS薄膜是十、二十或九十五微米厚，五分鐘後，PC-3細胞開始亮起來的時候，有哪麼一點感動，內皮素分子的X信息真的穿牆破壁，透過沒有漏洞的PDMS薄膜的障礙，直接傳到上方生長室與PC-3癌細胞產生反應，神祕的X信息被我們證實了。講了兩百多年的神祕信息顯身了。我們團隊把這項成果投往國際上有名的《應用物理期刊》，二〇一四年七月成功地被刊登出來。

再次驗證，分子沒接觸也能化學反應

接下來，我們繼續研究其它的生化系統，例如HEK 293T細胞與四環素的作用。基本上，我們再次看到類似的現象，四環素的X信息可以穿透十微米及二十微米的中央隔絕層與上端生長室的HEK 293T細胞產生反應，這個成果也發表在《應用物理期刊》，二〇一六年一月再次被刊登出來。

這也解決了我自一九八八年開始研究氣功以後，看到崔玖教授使用傅爾電針所產生的第二道謎題。

接下來的問題是：X信息是自行移動，還是被吸引子所吸引而運動？我相信內皮素的時空結構X信息是被其受體的互補時空結構所吸引而運動。平直的時空應該是能量最低的基態，切成很多拼圖後，不同時空提高了系統的能量，這些額外的能量轉換成拼圖互相吸引的力量，直到兩拼圖互相接近結合而消失。

藥就是毒，了解致病和治病原理

證明了X信息的存在，我們對信息醫學的神奇治病原理豁然而通。藥物分子可以認出及殺死病毒，表示藥物及病毒的分子形狀互補，用的仍然是鑰匙開鎖原理去辨識，只是鑰匙不需直接接觸到鎖孔，而是中間只要有連線就可以了。

治病的根本，就是打通經絡

這表示病毒分子及藥物分子互補的時空形狀，都會打亂人體經絡能量的運行，而導致病徵（左頁圖1）。

圖1中左圖的瓶子代表藥物分子，準備要去殺病人身體中的病毒（圖1右

圖1｜瓶子代表藥物，互補白色瓶子代表毒物

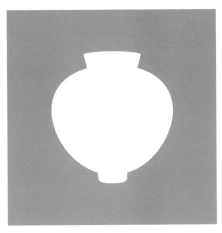

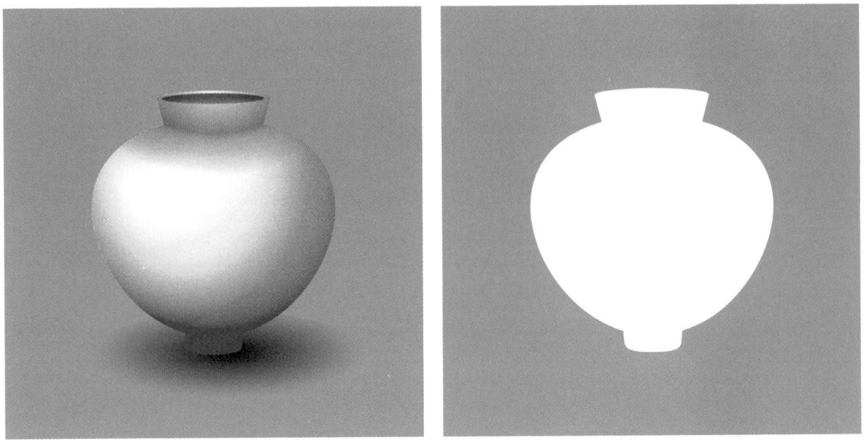

對健康的人而言，身體內並沒有病毒，沒有像右圖的時空結構存在，這時吃藥後，當藥分子離開原位置，就會創造像右圖的互補時空結構，也就是病毒。

圖），兩者形狀互補。因此當兩者結合，整個空間復歸平靜到達最低能量，沒有藥、也沒有病毒的信息存在，代表身體已恢復健康。

但是對健康的人而言，身體內並沒有病毒，沒有像右圖的時空缺口結構存在，這時把藥吃進去（左圖），當藥分子離開原位置，就會創造出像右圖的互補時空結構，也就是病毒的時空結構反而被創造出來了……

原來「藥就是毒」、「藥物必須稀釋」這兩項順勢療法的金科玉律，原理竟是這麼的簡單。

因此病人吃藥治病，健康的人吃藥會致病，藥及病毒互補的時空結構都會打亂相同的經絡系統，導致身體產生一樣的症狀，由此也可以推論：致病的真正根源是「經絡被打亂阻塞」，再進一步推論出：「治病的根本，就是打通經絡」。

人體經絡真的存在嗎？

不論是中醫用針灸治病或屬於信息醫學的南氏去過敏法，都要用到人體體內的十二經加上任督二脈的十四經絡體系，並充分運用子午流注二十四小時氣循環全身經絡一周的現象。但問題是，中醫幾千年所講的經絡體系真的客觀存在嗎？還是只是古人創造出來的一套理論，用來解釋所觀察到的針灸循經感傳現象。

就如同西元第二世紀托勒密（Claudius Ptolemaeus）提出的天體運行模型，可以解釋太陽、行星、月亮和恆星在天上運動的情形，在歐洲流行了一千五百年，直到哥白尼提出太陽中心論才把它推翻。也如同十七世紀的化學家為了解釋燃燒現象的成因，而發明了物質具有燃素的概念，這只是一種理論，不表示它真的存在，事實上後來證明是錯的。

同理，現今中國大陸有一派西醫認為，古人觀察到「循經感傳」現象，而創造出虛幻的經絡理論，花力氣去找經絡就跟找燃素一樣是走錯了方向，而應集中資源人力在「經脈現象」及「經脈醫學」的應用。不管爭議如何，經絡存在與否的議題是科學上一定要解決的問題。如果經絡存在的話，我們就必須了解它的實際結構為何？又扮演著甚麼樣的生理角色。

證實針灸後的「循經感傳」、「氣趨病灶」

一九五〇年，日本人中谷義雄發現穴道是電的良導點，而經絡是電的良導絡，首先發現經絡是身體上一條條導電良好的組織結構。

一九八五年，中國科學院生物物理研究所的祝總驤教授，發現經絡也是傳播低頻聲波的良導絡，中國大陸為解決這些問題，於一九八六年成立中國針灸學會經絡研究會，同年經絡的研究被納入國家科學技術委員會「七五」（第七個五年計畫）的攻關課題，接下來連續三個五年的國家型計劃，找到很多經絡存在的間接證據，也證實針刺後的「循經感傳」、「氣趨病灶」現象，與古代典籍紀錄的一致。

日本人中谷義雄先發現經絡是體內一條條導電良好的組織結構。

某些疾病下，經絡的路線會變化

福建中醫研究所的胡翔龍大夫曾主持一項六萬三千二百二十八人的大規模調查統計發現，「循經感傳」現象的確是實際存在的現象，出現比例高達百分之七十八，遠高於安慰劑效應【註11】出現的百分之二十五。同時也發現有些人的感傳路線與傳統描述的路線不完全一致，而且路線很粗，不是古書上所畫的細線，而是一條寬帶，其邊緣二到五公分，中間有二到三釐米較敏感的地帶，位置會隨針刺位置移動而平移，路線有時也會變化，會隨個人的健康狀況而變，在某些特殊疾病下，甚至可以觀察到經絡路線的大幅變化。

所以經絡不像血管神經一樣有固定的管道，這也是解剖看不到的主要原因。所以大規模研究的結果，只證實了古人觀察到的現象，聲、光、電、水流的物理測量，也間接闡明了，似乎身體是有一套系統在運作，與正常組織不同。

但我的問題還是沒有完全解決：「經絡的本質到底是甚麼？」

【註11】安慰劑效應：又名偽藥效應。指病人雖然獲得無效的治療，卻預料或相信治療有效，而讓病患症狀得到舒緩的現象。

經絡到底有甚麼功效？

我們在二〇一四年證明分子具有X信息存在的時候，馬上推想這也許就是經絡裡面傳導的信息，因此問題又回到「經絡到底是做甚麼用的？」人體有血管、神經及淋巴系統在調控協調全身的運作，為何還需要一個經絡系統？我靈光一閃，想到這個問題最好的答案，就是要回到生命的初期還沒有神經、血管及淋巴系統的時候，也就是胚胎的時候，細胞之間是如何通訊聯繫、保持協調運作？

經絡，是人體中的高速公路

生命之初，受精卵開始分裂一分為二、二分為四，大約一天分裂一次，到了

經絡不像血管神經一樣有固定的管道，
這也是解剖看不到的主要原因。

第十四天已經分裂成將近四萬個幹細胞，其中有一個要開始分化成長神經（大腦細胞）了，其它的幹細胞必須接收到信息，不能再往長神經分化了，否則會長成兩個頭，危及整體的生命。

胚胎發育學專家相信這是萬能基因（master gene）在負責調控每個細胞DNA的表達，表示這個分化的細胞，必須放出遠多於細胞數目的萬能基因擴散到其它每一個幹細胞，並鑽入細胞核傳達這項指令，如果由於胚胎受壓，或環境因素漏掉一個細胞麻煩就大了。

生命保護自己最佳的策略，是利用幹細胞挨著幹細胞中間形成的有序分子網路結構，來傳遞萬能基因的X信息，這是一條高速網路系統，在幹細胞形成二十四小時後，下一次分裂之前（約十八到三十小時），萬能基因的X信息必須走完所有的細胞負責傳達指令，這也是一天二十四小時子午流注氣循環全身的真正成因。

隨著胚胎的長大發育成嬰兒，這套高速網路系統就發展成經絡系統，仍然扮演著調控全身各部分功能的作用，是一套最快、最有效的信息通信系統。

經絡到底在哪裡？

X信息沿著高速網路在運動時，碰到不平或分叉的路，一定會被散射彈離或卡住，因此最理想的網路元件就是擁有長鍵有序的分子結構。這種有秩序的結構，比較容易傳送振波，不容易衰減，是低頻聲波的良導絡。

浙江工商大學錢平凡教授是位研究食品營養的學者，他從老鼠實驗發現帶負電的氧分子自由基，會向老鼠的經脈集中，把多的電子丟給這些有序結構並隨著每天不同的時辰集中在不同的內臟附近，類似中醫子午流注描述的規律。

如果這些現象也在人身上出現的話，就可以解釋中谷義雄所發現的經絡是電的良導絡，因為上面有很多電子可以導電，可以把自由基多餘的電子快速疏散，以免自由基攻擊正常細胞。

膠原蛋白分子是X信息最佳的導引者。

X信息與膠原蛋白分子

我心目中認為最有可能的有序長鏈分子就是膠原蛋白分子，它是骨骼血管構成的一部分，也是黏合肌肉纖維以及細胞與細胞間的主要結構，在空間結構上膠原蛋白顯示出特殊的三股螺旋纏繞的結構，很像是三方晶系的水晶，三條相互獨立的膠原蛋白肽鏈，依靠甘氨酸之間形成的氫鍵維繫三股螺旋相互纏繞的結構。

膠原蛋白這種特殊的三股螺旋結構，保證了它有如機械般的強度。這種三股螺旋遍布全身，數量占全身蛋白質的百分之二十五到三十五，是細胞間黏合用的結構蛋白質。

X信息可以沿著通暢的分子長鏈以渦漩方式（像龍捲風）二十四小時循環全身、調控協調全身各部分的運作，它不一定走一直線，可以像走九曲橋一樣運動，只要哪裡暢通就往哪走。而穴道也許是一個共振腔，相當於信息放大器，把走了一段路後有點衰減的X信息再放大調整一下，繼續下一段旅程。

這也解釋了為何解剖經絡看不到顯著的線狀結構，因為它不是固定的結構，而是歪歪斜斜彎曲的路徑，只要有路可通就可以了，我對X信息的發現，竟然可以對中醫最基本的經絡現象提供理論解釋，真是意外的收穫。

經絡是有序的組織結構

經絡是機械式有序的組織結構這種觀點，於二〇〇一年出現了一些解剖的證據。這項證據來自湯瑪士・邁爾（Thomas W. Myers）二〇〇一年所出的書《解剖列車》（Anatomy Trains）。

他經過大量的解剖提出假說，認為人體有一個肌筋膜經線網絡，肌肉骨骼並非分離的單獨運動，而是以一個整體模式在運作。現在幾乎所有的教科書在呈現肌肉的功能時，都是在骨骼上將肌肉分成上下的接點，除去神經與血管的連接，並與附近局部組織結構脫離，單獨分離一塊塊肌肉，說明它的運動，不曾列出肌肉與筋膜間的縱向連結或討論它們的功能。

實際上，他認為身體任何一部分產生動作時，全身都有反應，這個反應是靠結締組織（connective tissue）所形成的網絡來傳遞機械動作。結締組織就是細胞與細胞間的膠原網絡（collagenous network）、細胞外基質網絡（extracellular matrix）或肌肉筋膜經線部分，與中醫人體十二經線很多部分重合。

筋膜網絡（fascial net）。令人驚奇的是肌筋膜經線部分，與中醫人體十二經線很多部分重合，與我對經絡實質的推測非常接近。

南氏去過敏法的原理

現在我們可以來了解南氏去過敏法的原理了。人體由主系統十四經脈構成的信息能量循環高速網路，及經脈之間由次系統絡脈所構成的低速網路系統，如何保持整體網路的通暢呢？

南氏去過敏法是利用信息免疫學

人間的高速公路，是由高速公路局來管理指揮及進行日常維護。人體則由大腦送出能量（氣）巡行經絡來維護，身體健康時，效能可能很好，生病時，就需要其它方法來補足。

不再碰到過敏原，可讓主能量有時間帶著藥分子信息巡行網路，修復經絡。

主能量一般兩小時走一經，二十四小時走完全身十二主經，主能量系統間則由次能量系統連接形成循環網路，讓人體各部分細胞在下一次分裂前，可以交換溝通、協調各種信息。

當病人手握過敏原，微弱的封套分子信息（藥）會穿過玻璃瓶進入手掌及人體，沿經絡傳播，微弱的藥物分子X信息如同過敏分子的信息一樣，會打亂數個不同經絡網路，但是不像大量過敏原分子造成的大破壞。

由於筋膜經線網路受到破壞，力量無法傳遞，所以拿瓶子測試的那一隻手會沒有力氣，抵抗不住測試者的壓力，而被偵測出來。接著用滾輪刮背部膀胱經，按壓背部穴道及刺激手腳末端關鍵穴位，暫時修復被打亂的網路通道，接著回家等二十四小時，不能再碰到過敏原，讓主能量有時間帶著藥物分子信息巡行網路，並修復原來已經被過敏分子打亂的經絡，形成信息暢通的網路。

一旦形成通暢網路，藥分子信息融入大腦能量體系，成為資料庫的一員。下次再接觸到過敏源，經絡可以馬上從資料庫選出予以修復，從此對過敏原免疫，這是一套信息免疫學，具有強大的治病功能。

撥雲見物，健康的祕密

由此我開始理解為甚麼「氣集丹田」、「打通任督二脈」後可以一天治病。因為用氣帶動肌肉組織的收緊、蠕動、修復肌肉間膠原蛋白分子有序的高速網路後，保護身體的白血球、淋巴球等防衛體系分子的X信息，可以利用高速網路二十四小時巡行全身一周，碰到壞蛋細菌或病毒可以當場解決它，保護身體的健康；不像吃藥後，藥分子要融入血液輸送、擴散到全身去找壞蛋，通常需要兩三天或更長的時間。

由此我也開始理解，為甚麼針灸治病一定要扎針得氣才會有效，因為得氣就是產生氣的傳播，導致肌肉蠕動收縮，才能修復經絡沿線上分子的有序結構，讓防衛分子X信息可以利用暢通的網路，輸送到病灶解決問題。

針灸治病要扎針得氣才有效，因為氣的傳播能修復經絡沿線分子的有序結構。

原來得病的根本是「經絡不通」，而治病的方法是「打通經絡」。千年氣功及針灸經絡之謎，似乎看到曙光、找到解答了。

後來，我決定去查《黃帝內經》，看看古代典籍怎麼說，結果發現〈靈樞，經脈第十〉黃帝答雷公一篇中有十九個字，早已闡明經絡暢通的重要性

「經絡者，所以能決死生，處百病，調虛實，不可不通。」

經絡可以決定人是死還是生，可以處理上百種疾病，調理身體的虛或實，所以一定要通暢。雖然一般的註解認為，最後四個字「不可不通」，應解釋為經絡的知識不能不知道，但是我相信黃帝所講的是健康生命的祕密——「經絡不能不通暢」。

氣功研究，把我帶入人體科學的世界

二十七年前，氣功的研究把我帶入人體科學的世界，發現了氣功的生理奧祕及答數練功的科學氣功練功法，也研究了高段氣功所產生的神通現象，發現另一個虛數時空，並有機會接觸到廣義相對論所描述的撓場，並嘗試證明它與水晶氣場是

一樣的物理力場，我也觀察到氣場受吸引子吸引而移動的現象，把這樣的觀察引用到分子間的化學作用，讓我們發現了X信息，並對中醫經絡理論提供了新的證據及解釋。

繞過這麼一大圈，真是感覺到上天的厚愛，帶領我們一步步碰觸到人體各種神祕現象，並能逐步引導我們解決種種疑難，到了一個看來即將水破石出的境界，希望科學界有興趣的人士能踴躍加入，把剩下的謎團全部解開，弘揚中國傳統文化於世界。

第五章

科學氣功，練氣、養氣、通經絡

「善行氣者，內以養生，外以卻惡，然百姓日用而不知焉。」——《抱朴子》

簡單有效的科學氣功，十分鐘內，只要透過掐指、甩手、答數、冥想各式，就能自行進入氣功態，改善體質、打通經絡，改變讓腫瘤生長的環境，才是對抗疾病的正道。

想根治病源，就用氣打通任督二脈

既然經絡不通是百病的根源，要如何打通經絡就成為未來預防醫學時代保持身體健康的首要任務。中國傳統的氣功正是幾千年來人們強身保健的首選。

我在一九八八年發現的科學氣功「快速思想練功」方法簡單，主要是藉由快速默想答數，把大腦 α 波激發與身體的經絡穴道產生共振。速度快的話三十秒鐘就可以氣集丹田，藉由提肛把氣下降到會陰穴送往督脈（圖2），沿後背脊椎骨中線送往頭頂百會穴，經頭頂再把氣送往前面任脈（圖1），經過承漿穴及胸口到會陰穴，打通任督二脈以後，就可以產生強大的治病能力，不但解決長期的支氣管炎，也可以一天治感冒或是根本不感冒了。所以進入氣功共振態，似乎是打通經絡的最好方法。

圖1｜任脈位置

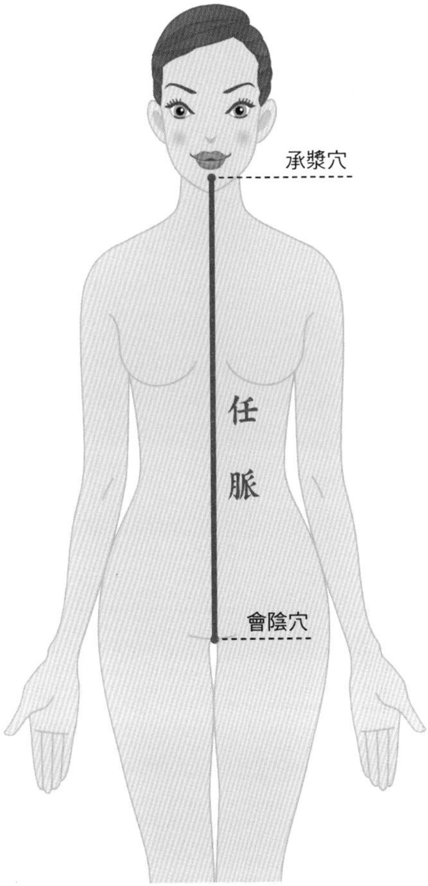

任脈：從嘴唇下方的承漿穴經過人體軀幹前面中線到達會陰穴。

圖2｜督脈位置

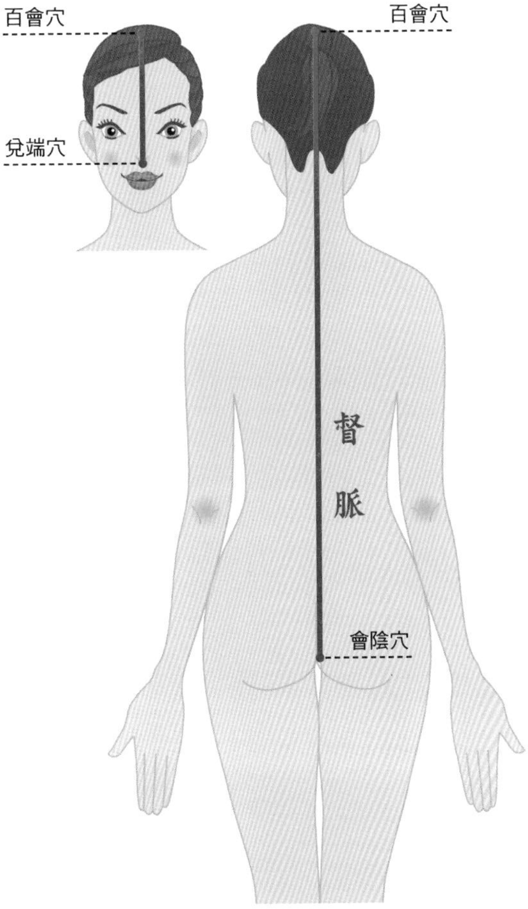

督脈：從會陰穴經過身體後面脊椎骨中線，上到頭頂百會穴再降至嘴唇上方兌端穴。

但是這個功法卻不是人人可學。例如，內人在我發現「快速思想練功」時，就馬上嘗試，她的確可以很快將氣集某個穴位如膻中穴，卻無法走氣、循行經絡，因此無法感受練功的好處。因此我心裡總會產生疑問：有沒有更簡單、有效的練功方法呢？

平甩功加上掐指，加快引發氣感

我曾經練過禪密功、香功等等功法，不同功法間其實內容相當類似，除了擺動手、腳的姿勢外，都很難在練功當中或事後產生氣感，不像我的科學氣功那麼有效，當然也許是練功的境界還不夠高的緣故。

二〇一四年，內人因肺部發現有腫瘤，於是到大陸去讓一位有特異功能的孫老師治病。沒想到孫老師竟然幫她疏通背部的膀胱經，然後把一團堵塞的氣團抓出向外一撒。那一刻，我突然理解到，健康靠別人或醫生來維護是沒有效率的，自行練功，改善體質、打通經絡、改變腫瘤生長的環境，才是對抗疾病的正道。

回來以後，我們就選擇正在流行又最簡單的平甩功作為練功方法。平甩功是雙

科學氣功是利用掐指等刺激，用低頻振動刺激穴道、啟動大腦氣機。

手甩四下，不超過心臟高度、腳再蹲一下。當時太太在練，我也陪著練，第一天只練了二十分鐘，沒有甚麼特別的感覺，我當時想這與香功、禪密功一樣，甩甩手、彎彎腳，像做體操一樣，應該不會刺激腦α波、產生共振進入氣集丹田的氣功態。

完全沒有想到的是，當天晚上睡覺時，躺在床上身體一放鬆後，竟然發動氣機，氣如泉湧，從丹田開始不停的巡行全身大小周天。結果我一夜沒睡好，就像我第一次練禪密功得氣的感覺，也像李師父在一九八八年幫我打完氣後那三天的感覺，我已經二十多年沒有經歷過這樣強烈的感覺了，真是震驚呆了，我的經絡是不是太久不暢通了？這麼甩一下手，只花了二十分鐘，就把手臂及腳部各別的三陰三陽經脈都整理拉直了，晚上躺在床上身體一放鬆，就刺激大腦引發共振態，讓氣感循著拉直的經絡動了起來。

第二天，更驚人的事發生了。內人白天坐捷運時，閒來無事，就做了做雙手掐指的動作，沒想到竟然也氣動了起來，二十八年來她練我的科學氣功、香功等種種功法皆毫無成就，在一天之內藉由平甩功及掐指功，竟然也讓氣動了起來，我感到老天再次地把健康祕密展現在我面前。

掐指是觸發氣行經絡的關鍵動作

藉由平甩功或其它練功方法，把身體及四肢的經絡拉緊整理成比較有序的狀態，就像修公路一樣，先要打好地基，包括剷平突起處的障礙，低窪處要用碎石鋪得較為平整，再鋪上像瀝青等好走的路面，用壓路機壓實路面，等到瀝青降溫凝固後，就可以放行車輛，正常通行。經絡要打通似乎也是一樣，一般練氣功就是把經絡整理拉直後，還要經過走氣的程序，才能讓它變成X信息的高速公路。

這個走氣的程序需要經由其它刺激方法來啟動，才能引發大腦氣機。例如掐指，等同用低頻振動刺激穴道、或躺在床上放鬆全身等動作，調動經絡開始走氣的生理反應，也就是進入氣功「共振態」，氣所經過的經絡，才能真正被修復成讓X信息暢通的高速網路，也啟動了體內網路的強大禦敵功能。

接下來，我將介紹經三十年科學實證經驗，以及個人親身體驗，可在短時間內，達到通經絡實效的四式科學氣功。

科學氣功01

「掐指功」

透過掐指刺激手部經絡系統，
引發氣感，啟動上半身循環系統，
無時無刻皆可防止氣血栓塞，
活化大腦，預防失智。

掐指，啟動氣感的關鍵

二〇一一年，當我見識到臺大醫院李醫師的南氏去過敏法一段時間以後，有了個疑問，人體既然有一個能量系統，每二十四小時會循環全身十二經絡，也就是每一個時辰、兩個小時走完一個主要經脈。但是每個經脈都有起點、終點，看來都是斷路無法循環。比如，肺經（圖3）是從肩部的中府穴到大拇指的少商穴為止，大腸經（圖4）是從臉部的迎香穴到食指頂端的商陽穴為止。一旦能量抵達端點，該怎麼辦？

我去請教李醫師，他回答說，經脈走不通要走經與經之間的絡脈，就像血液從動脈要經過微血管，才能回到靜脈，氣也要從一個經脈通過絡脈，走到另一個經脈來循環。如果把經脈當作高速公路的話，絡脈就是連接高速公路間的鄉間小道。我馬上想到，高速公路斷掉後，為何不用手印或掐指把兩條高速公路接通，讓氣能順

圖3｜肺經位置

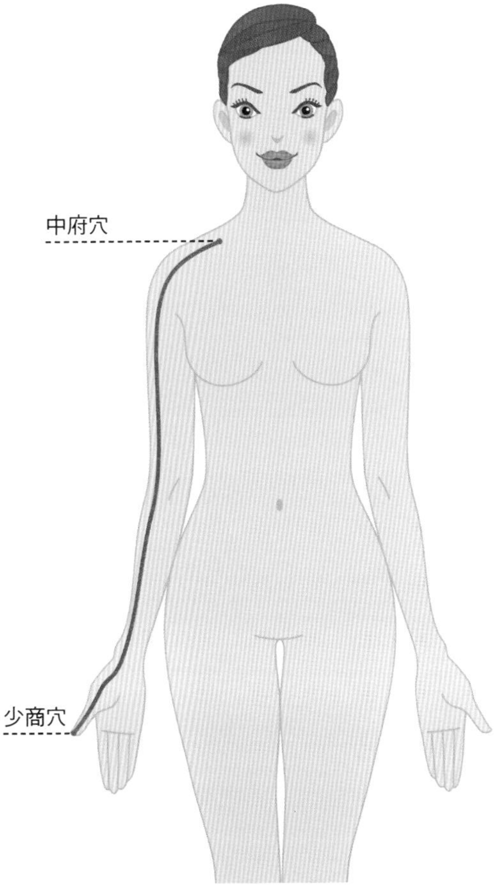

肺經：起於胸部的中府穴，經手臂內側，止於手拇指的少商穴。

圖4｜大腸經位置

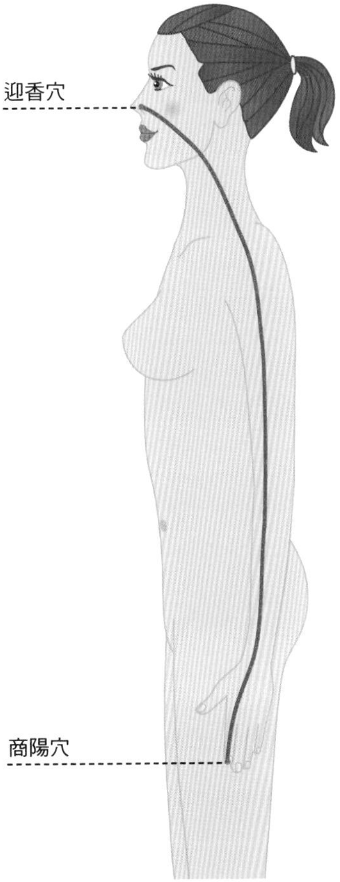

大腸經：起於食指末端的商陽穴，沿手臂外側，經過肩頸，止於鼻子旁邊的迎香穴。

利便捷的從一個經脈傳到另一經脈，而不用下高速公路去走鄉間小道，對經脈暢通不是更好？一時之間，掐指之法豁然而出。

事實上，李醫師在用南氏去過敏法刮病人背部膀胱經（圖5）時，病人就必須掐指。用大拇指依序按住病人其它手指，從食指、中指、無名指，有時到小指，先按手指正面，再按指背，一邊深吸氣、再吐氣，相當於按指印。

圖5｜膀胱經位置

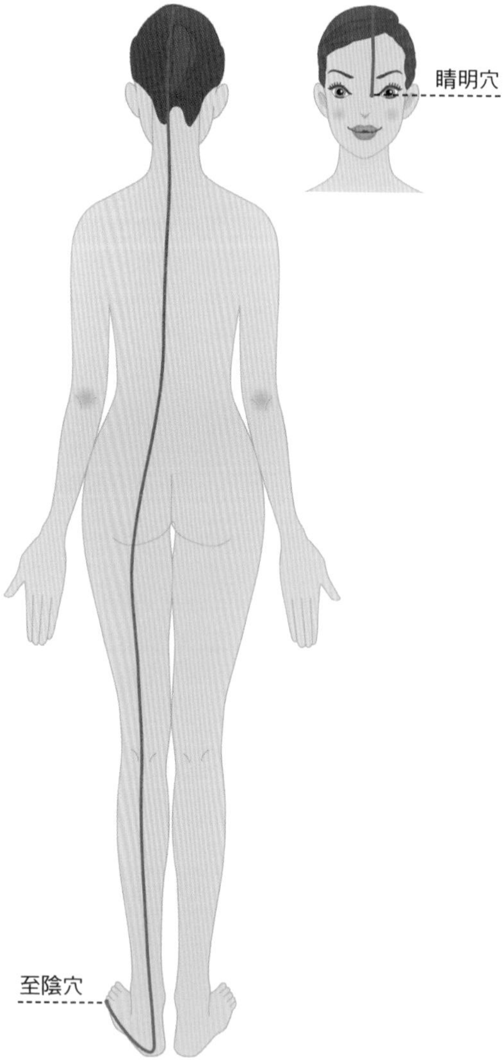

膀胱經：起於眼睛內側的睛明穴，經頭頂、頸椎至腳小趾外側的至陰穴。

這些動作都在提示我們，藉由指印加速氣的循環，治病效果會較好。

因此，我經由大陸特異功能人士孫老師的指導，發展出一套掐指功。首先，坐在椅子上，讓雙腳平踏地面，大腿與小腿呈自然九十度彎曲，雙手手掌朝上，平放在膝蓋上。接著，口中開始默念「一，二，三，四，五」，同時用大拇指先掐食指第一節及第三節，再掐中指上、中、下三節；然後，繼續口中默念「金、木、水、火、土」，同時用大拇指依序掐無名指上、中、下三節及小指第一節及第三節。每唸完十字訣，配合十次指壓，即完成一個循環（圖6）。

重複做五至十分鐘之後，會引發氣感走到上肢、胸部以及頭部，對大腦功能有調整的功效。

圖6｜掐指功對應手部經絡位置

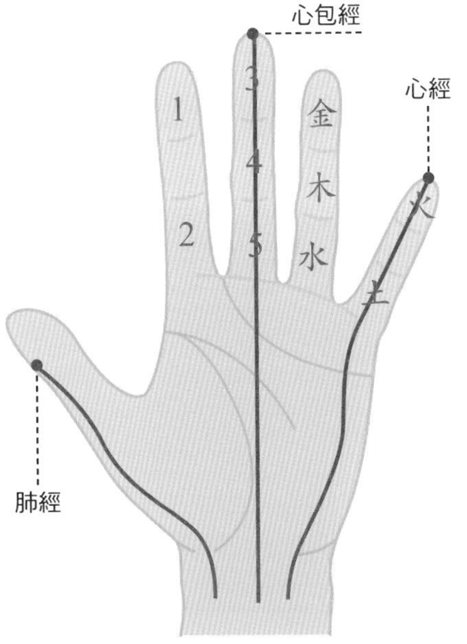

平時要如何協助腳部及下半身氣的循環呢？腳趾無法互相按壓，因此要改變方法，一般是每天用溫水泡腳五至十分鐘，由於「氣界水則止」，可以利用水把累積在腳底的濁氣帶走，以改善氣的循環。

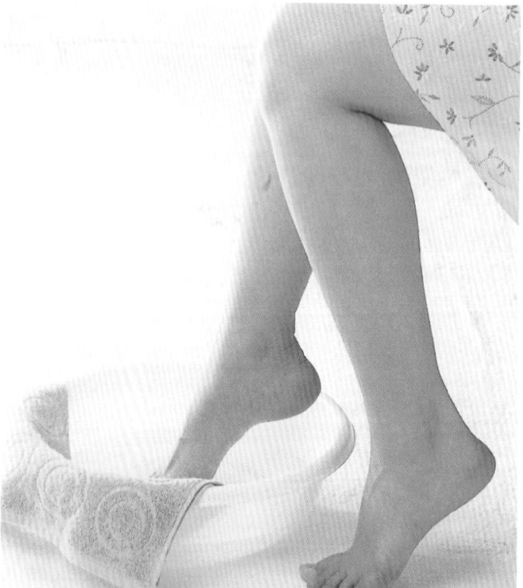

每天用溫水泡腳5～10分鐘，以改善下肢氣感的循環。

科學氣功 01

掐指功

功效｜氣通上身經脈，活化大腦，預防失智。

全套 5分鐘

示範影片

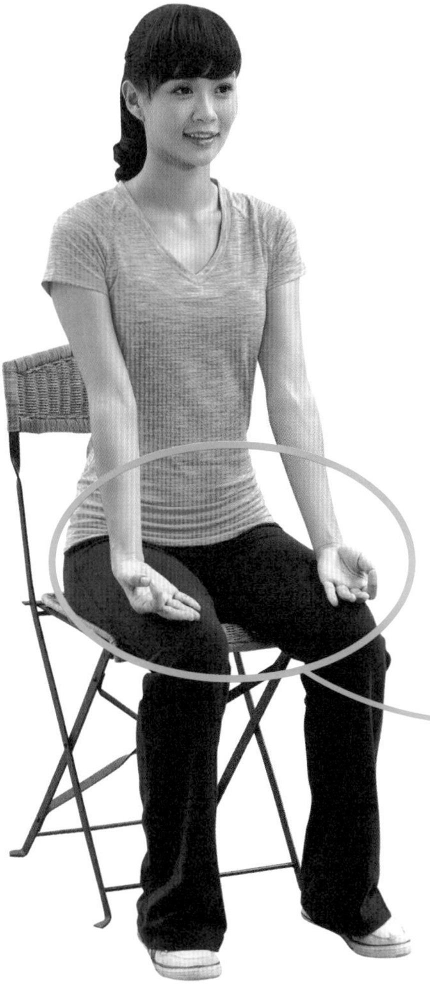

Step 1 預備動作

安坐在椅子上，雙腳平踏地面，雙手自然平放在膝蓋上，掌心朝上。

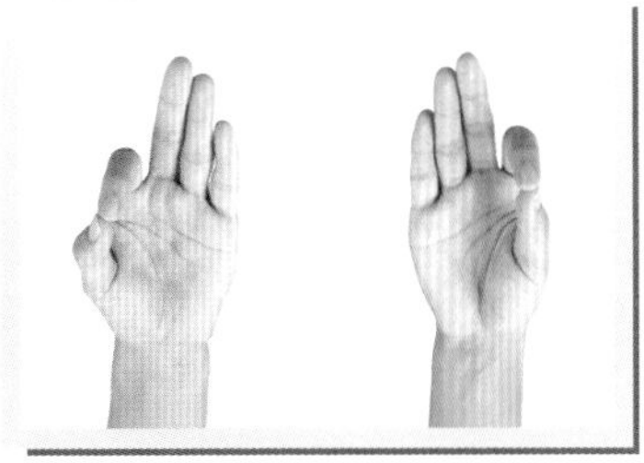

Step2 掐指分解動作，請見下頁圖解步驟。

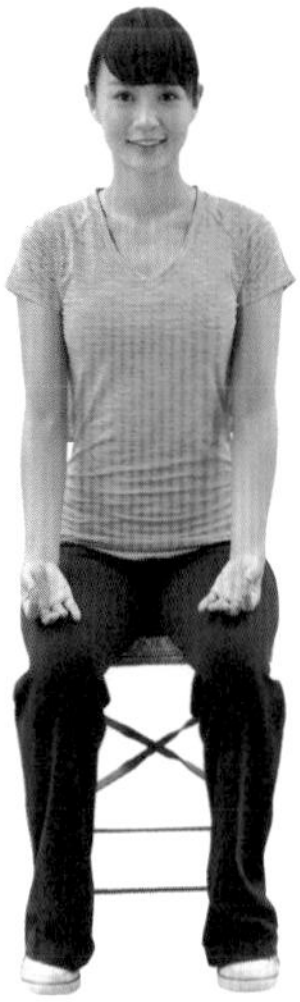

Step 2

開始掐指

邊唸口訣，同時配合掐指動作。

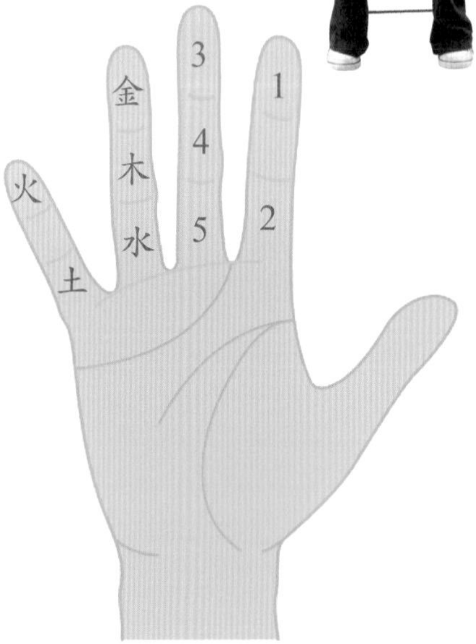

口訣對應右手位置

口訣 1

大拇指掐食指第一指節。

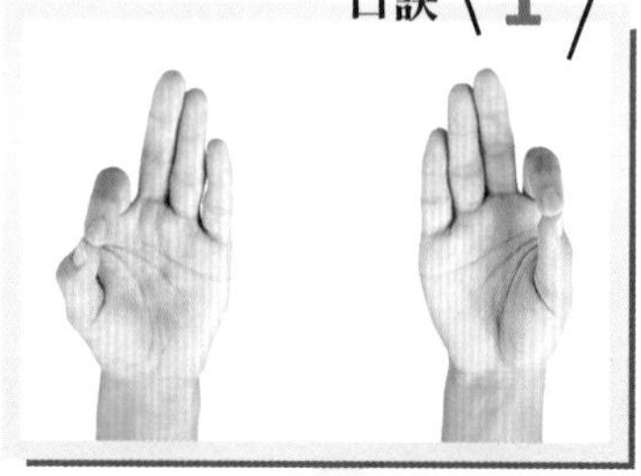

口訣 2

大拇指掐食指第三指節。

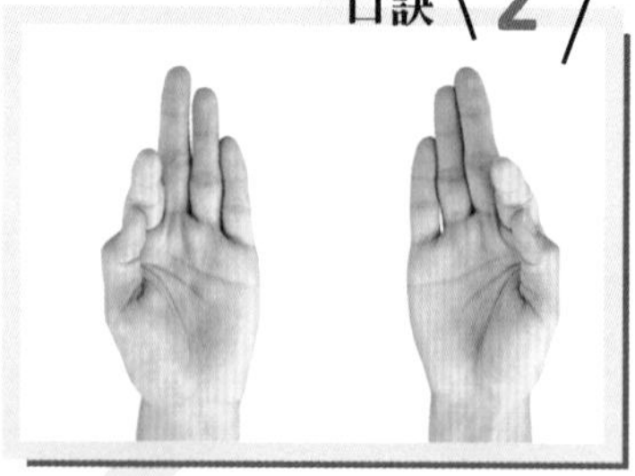

口訣 3

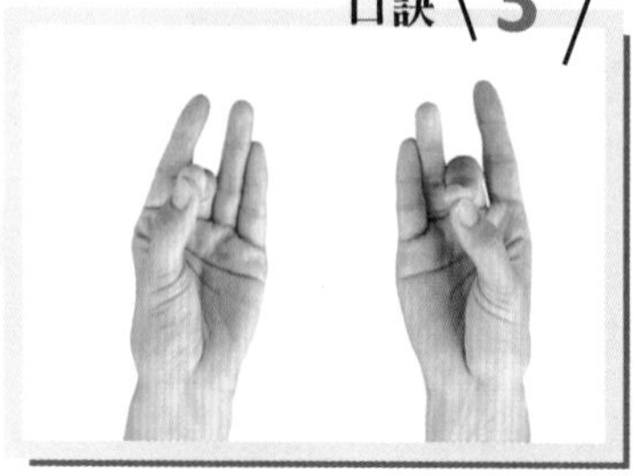

大拇指掐中指第一指節。

口訣 4

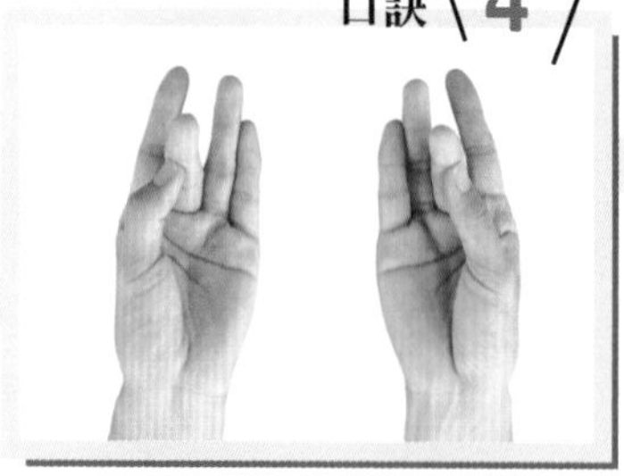

大拇指掐中指第二指節。

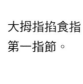

全套
5分鐘

口訣＼火／

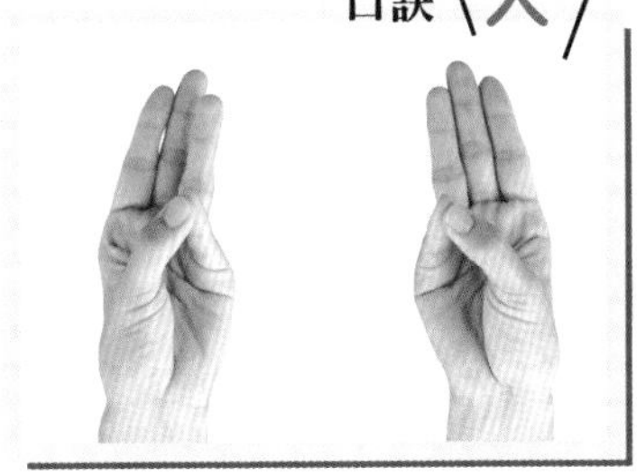

大拇指掐小指第一指節。

口訣＼土／

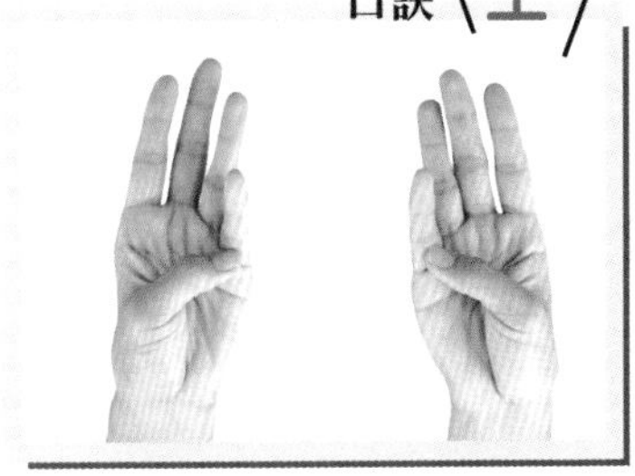

大拇指掐小指第三指節。

口訣＼水／

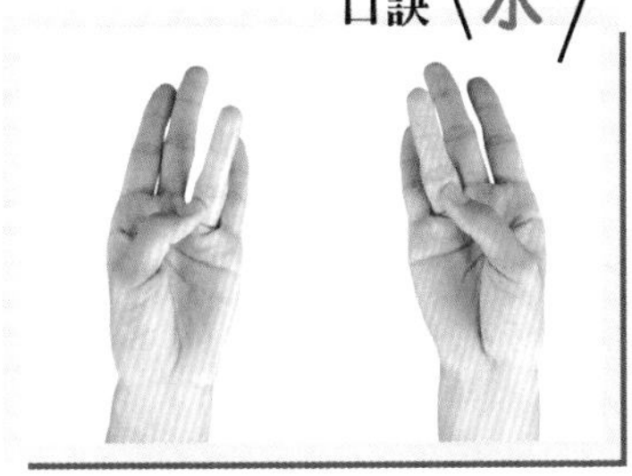

大拇指掐無名指第三指節。

口訣＼木／

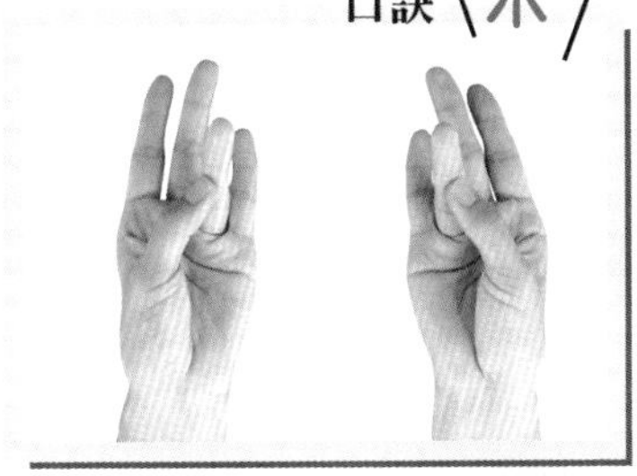

大拇指掐無名指第二指節。

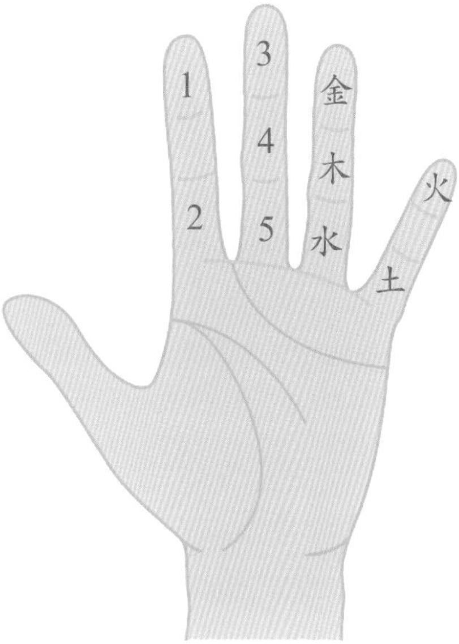

口訣對應左手位置

口訣＼金／

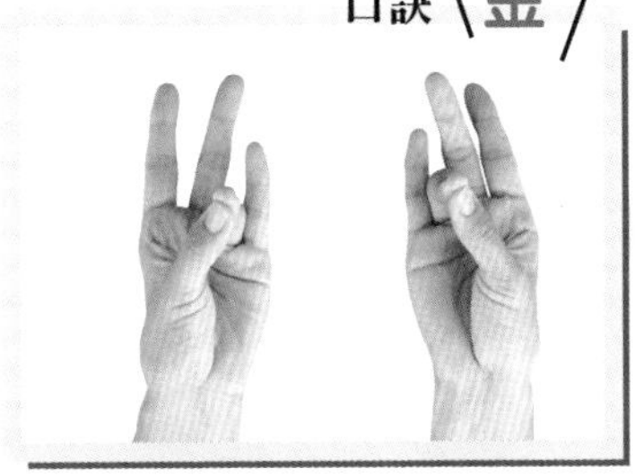

大拇指掐無名指第一指節。

口訣＼5／

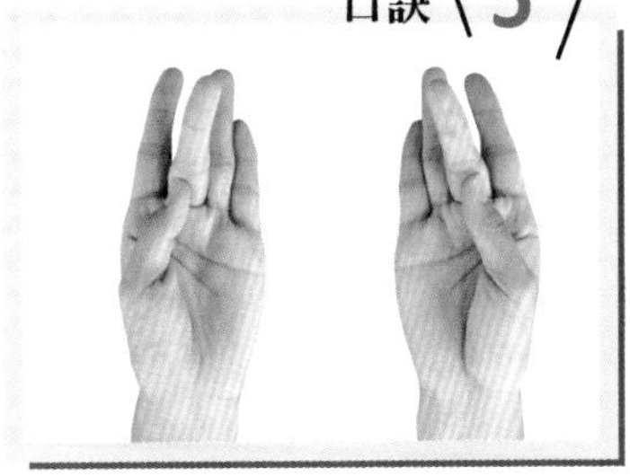

大拇指掐中指第三指節。

科學氣功02

「掐指甩手經絡操」

結合掐指與甩手的經絡操，
深蘊氣功精華，
使氣沿經絡巡行全身，養氣、運氣，
啟動臟器、血管、呼吸系統的全方位自癒力。

融合掐指與甩手的養生精華，氣巡全身

甩手功本身就有很大的功效，透過手部經絡讓身體四肢的十二經絡拉直，比較容易產生氣感，在很多甩手功相關的書籍內有許多的實例。加上掐指後，會讓氣的循環從一個經脈傳到另一經脈更容易達成（下頁圖7）。

練平甩功或其它功法時，也可以加上手印，以加強氣的循環。

雙手往前甩時，可以用大拇指按壓其它指頭，由食指到小指循序改變，甩手十回後改變按壓的指頭，每天甩十到十五分鐘，可再搭配答數練功，讓氣走動起來巡行經絡，相信對全身健康會有所幫助。

圖7｜掐指甩手經絡操，運氣至雙手經絡圖

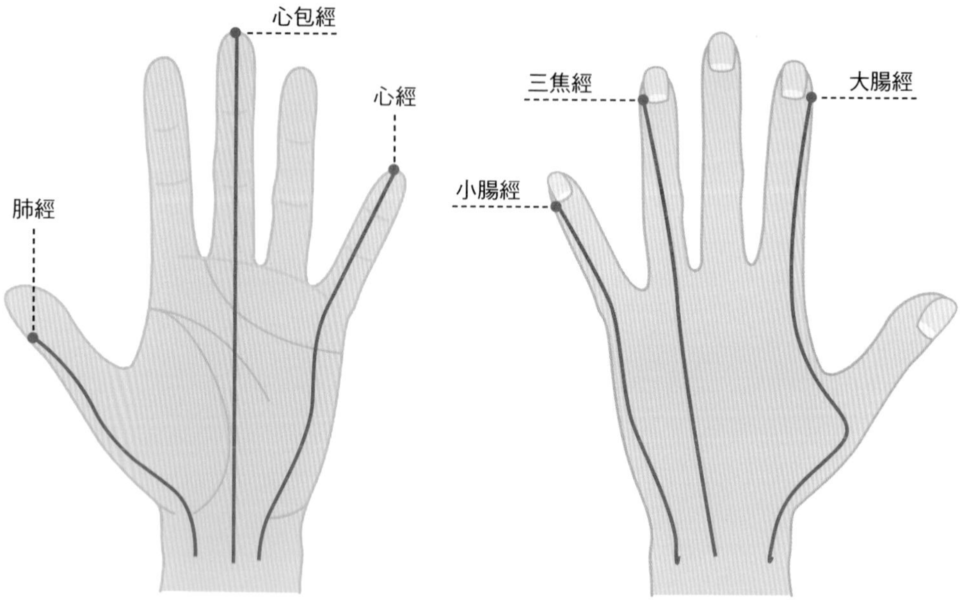

科學氣功 02

掐指甩手經絡操

功效｜加強氣場，使氣行全身，啟動臟器、血管、呼吸系統的全身自癒力。

全套 10-15 分鐘

示範影片

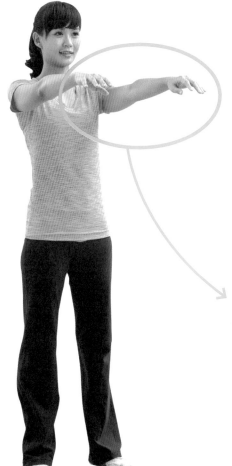

Step 1

預備動作

雙腳打開與肩同寬呈站姿，雙手掌心向下，平舉到胸前。

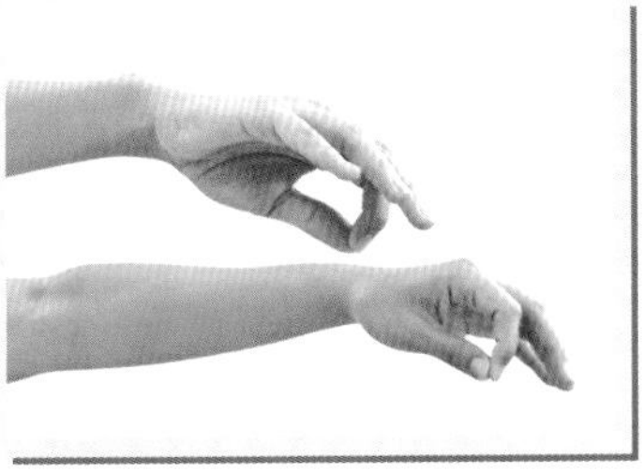

Step2 掐指甩手分解動作，請見下頁。

Step 2

掐食指，前後甩手

雙手平舉時，用大姆指掐「食指指腹」，前後甩手4次。

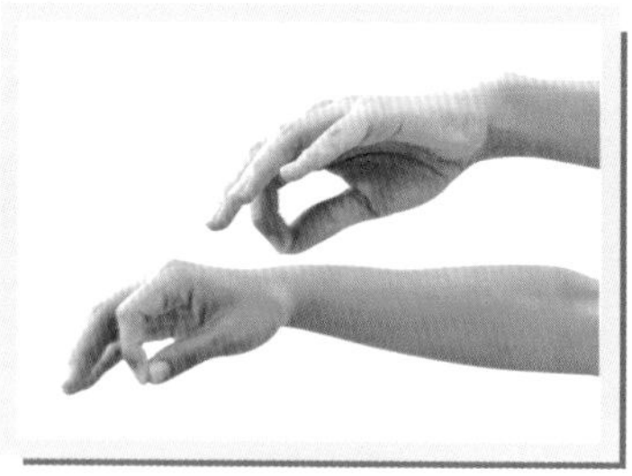

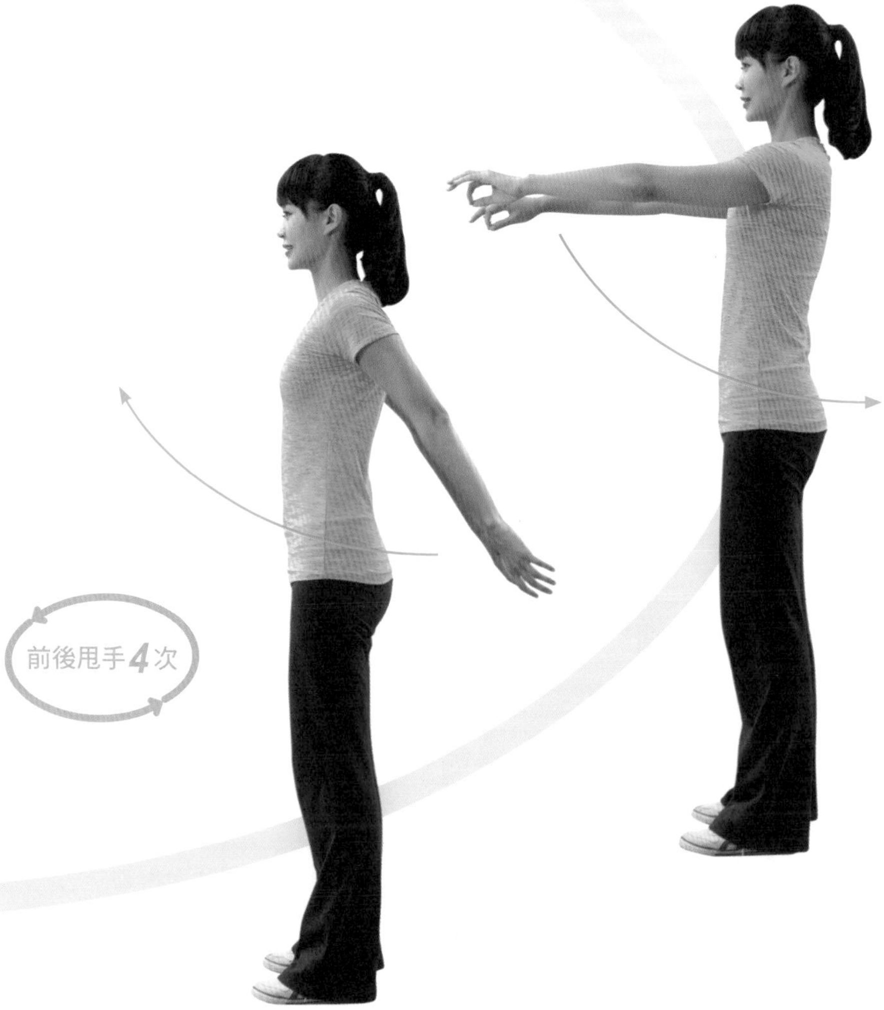

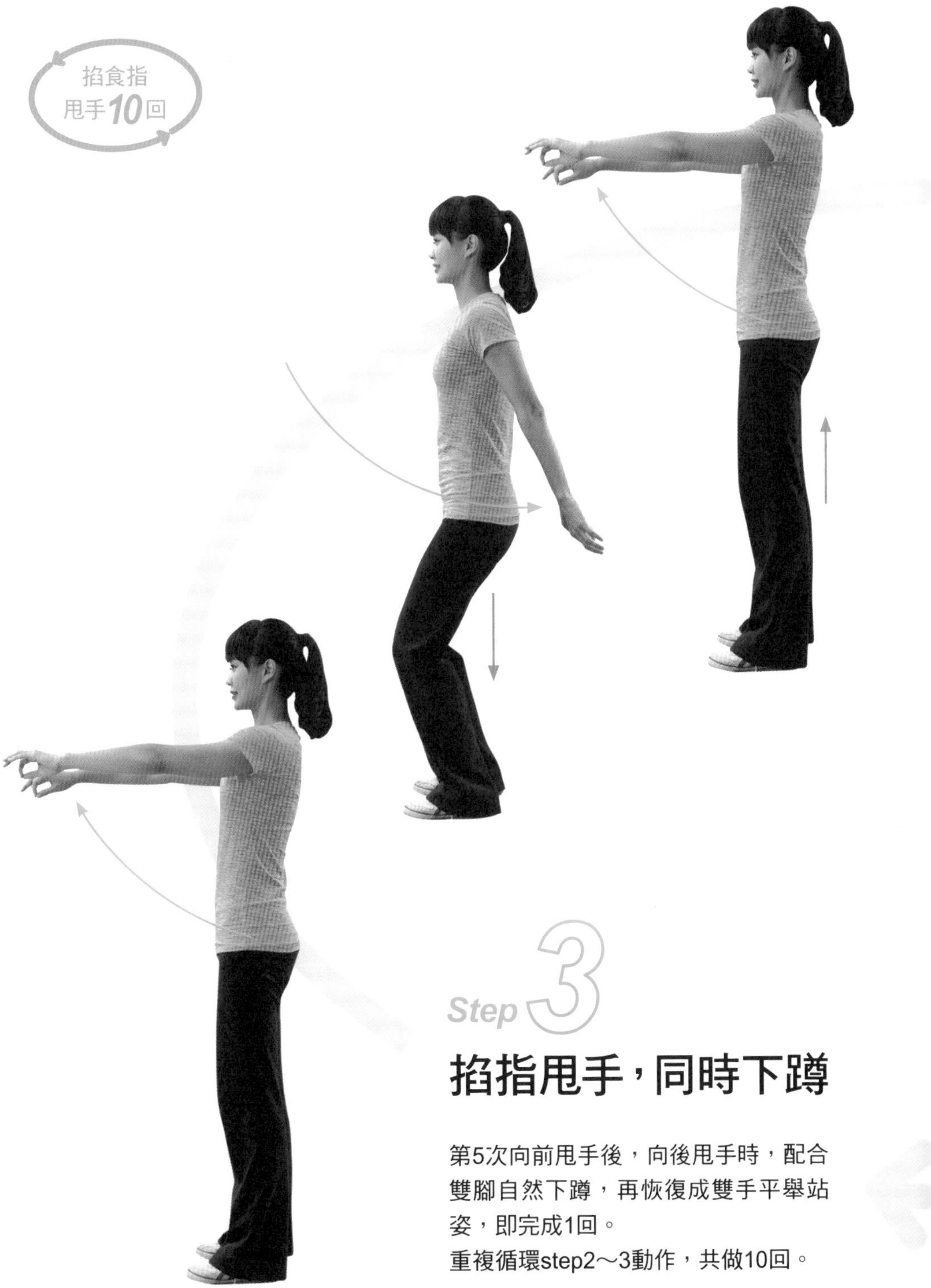

Step 3

掐指甩手，同時下蹲

第5次向前甩手後，向後甩手時，配合雙腳自然下蹲，再恢復成雙手平舉站姿，即完成1回。

重複循環step2～3動作，共做10回。

Step 4

換掐中指，前後甩手

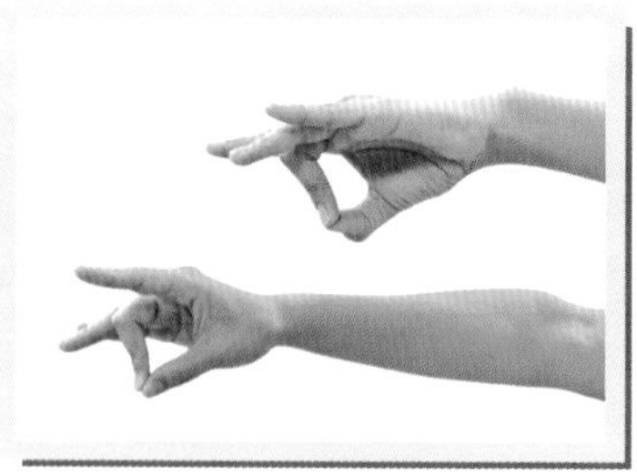

雙手平舉時，用大拇指掐「中指指腹」。
前後甩手4次。

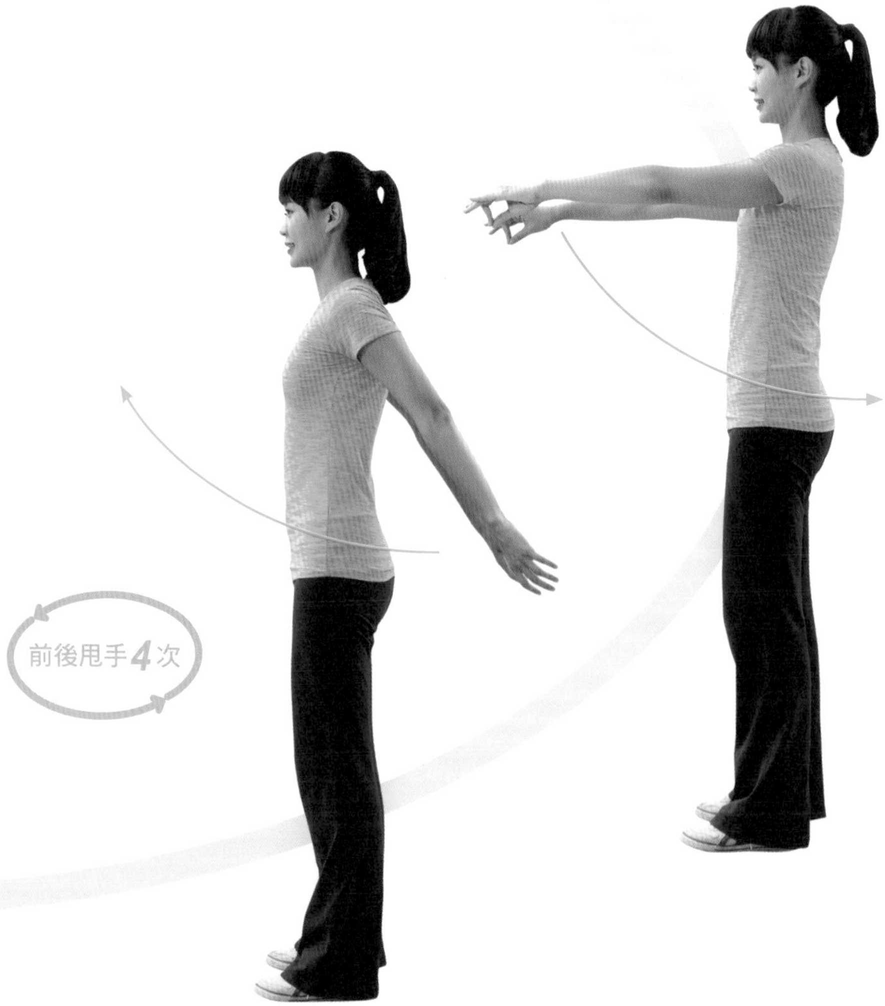

掐中指
甩手10回

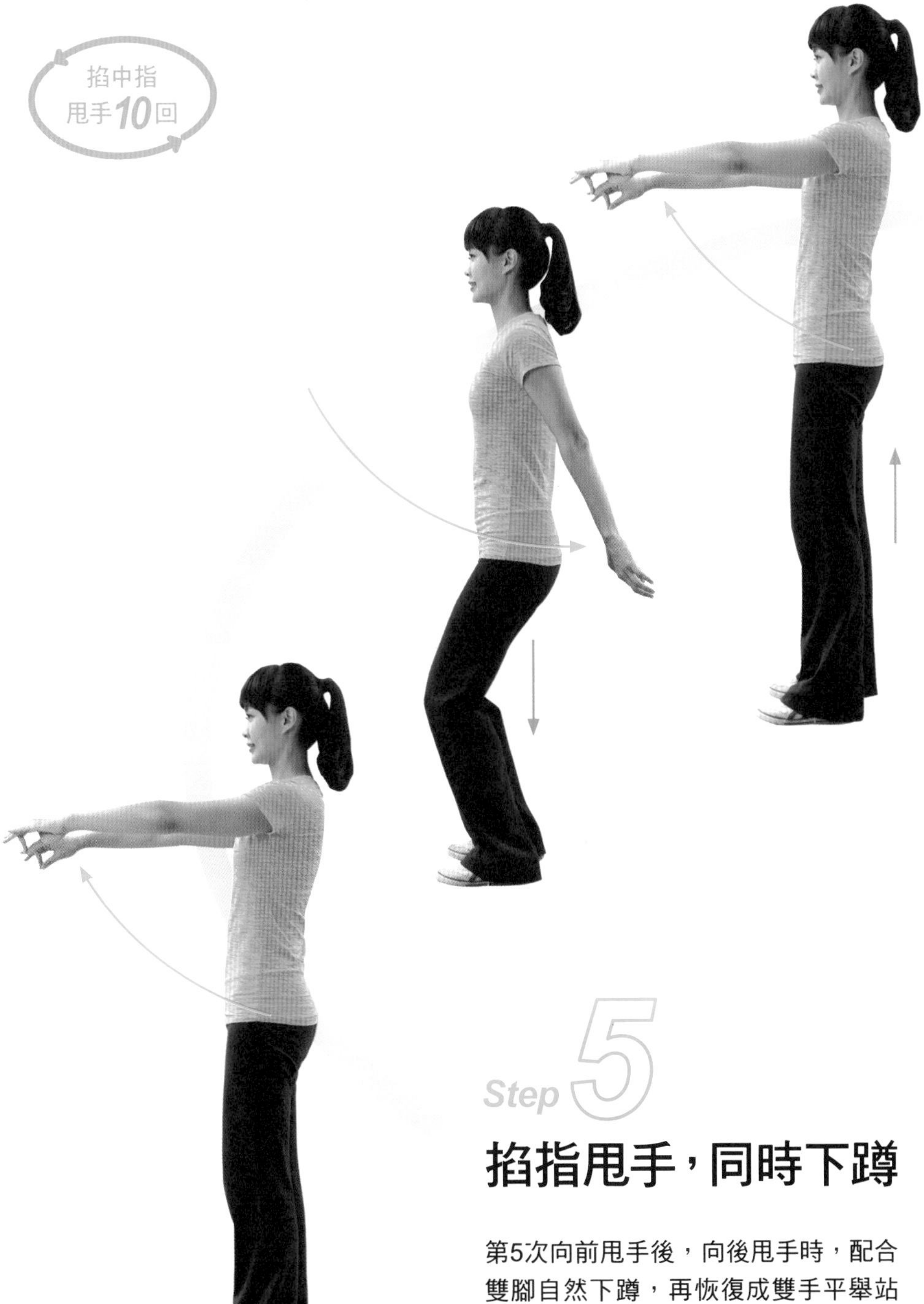

Step 5

掐指甩手，同時下蹲

第5次向前甩手後，向後甩手時，配合雙腳自然下蹲，再恢復成雙手平舉站姿，即完成1回。

重複循環step4～5動作，共做10回。

Step 6

掐無名指，前後甩手

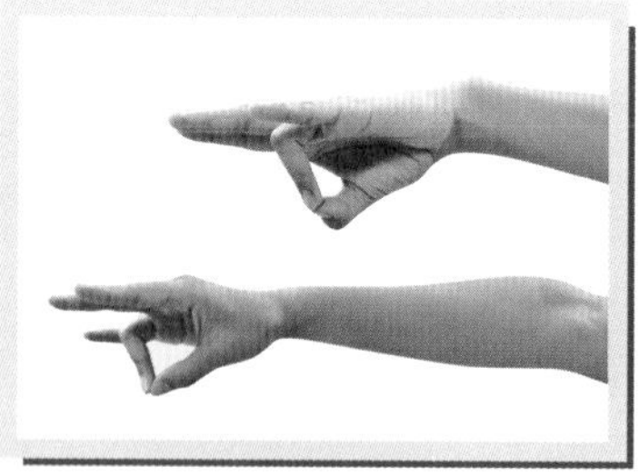

雙手平舉時，用大拇指掐「無名指指腹」。
前後甩手4次。

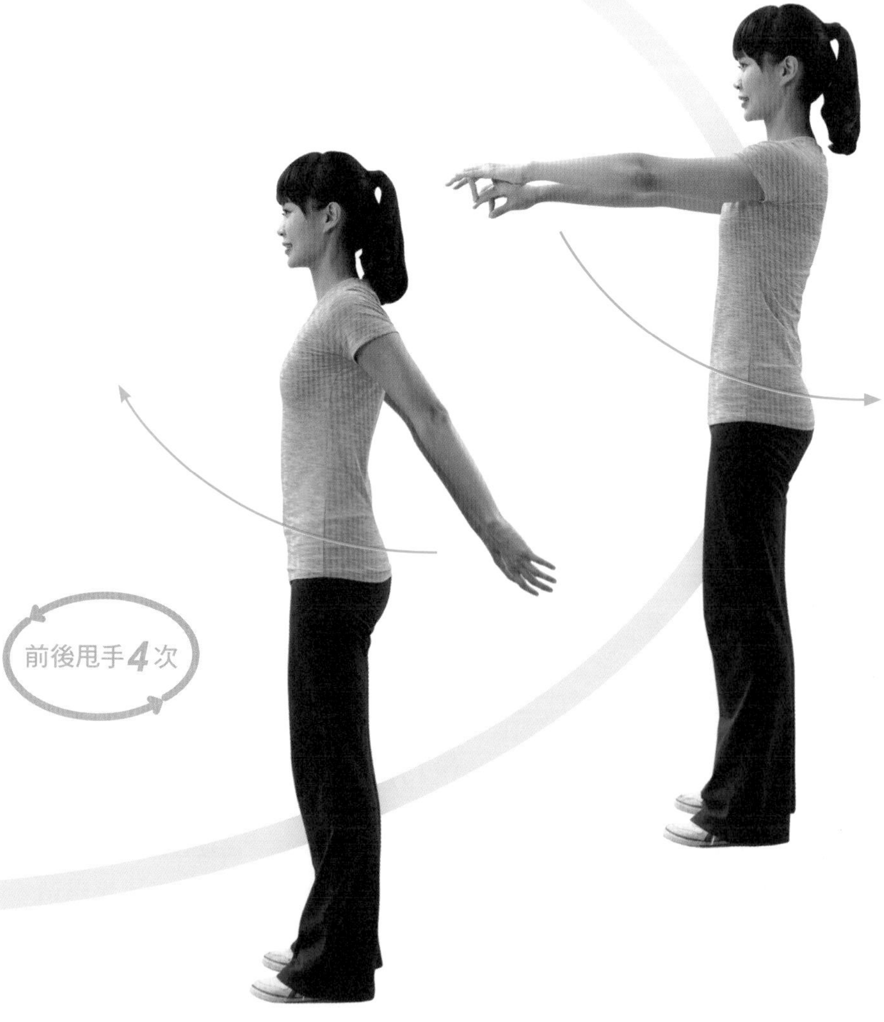

掐無名指
甩手10回

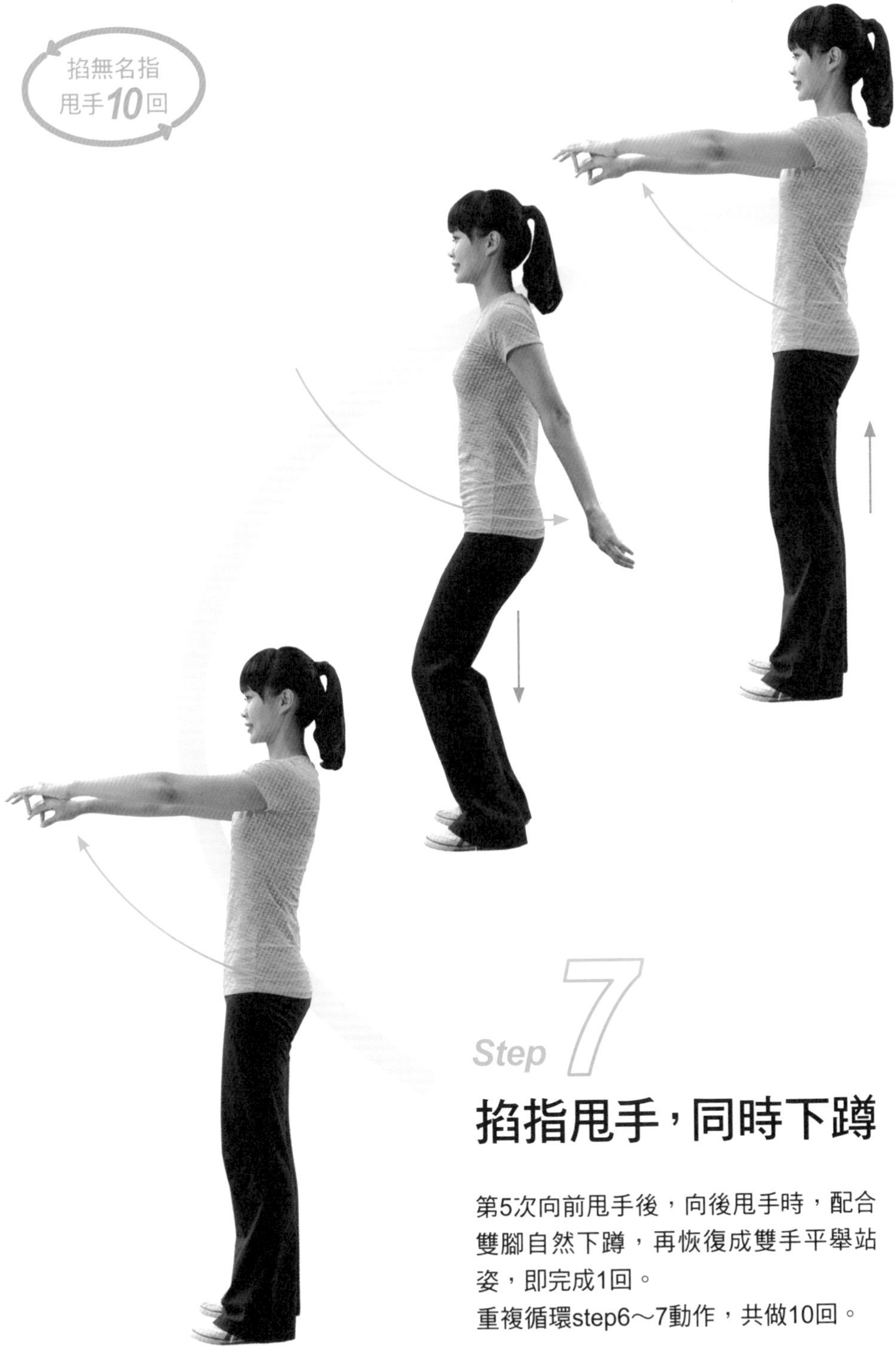

Step 7

掐指甩手，同時下蹲

第5次向前甩手後，向後甩手時，配合雙腳自然下蹲，再恢復成雙手平舉站姿，即完成1回。
重複循環step6～7動作，共做10回。

Step 8

換掐小指，前後甩手

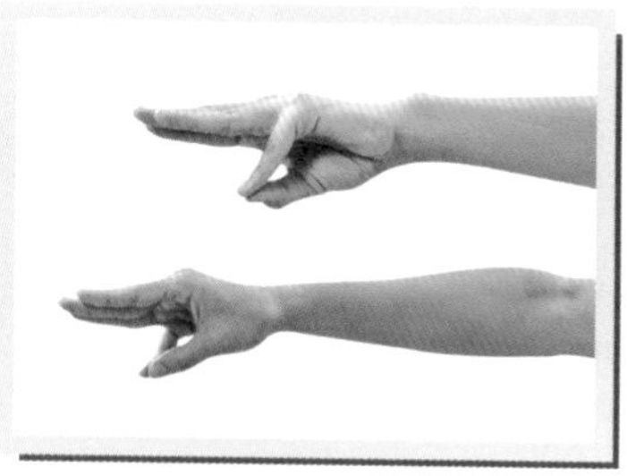

雙手平舉時，用大拇指掐「小指指腹」。
前後甩手4次。

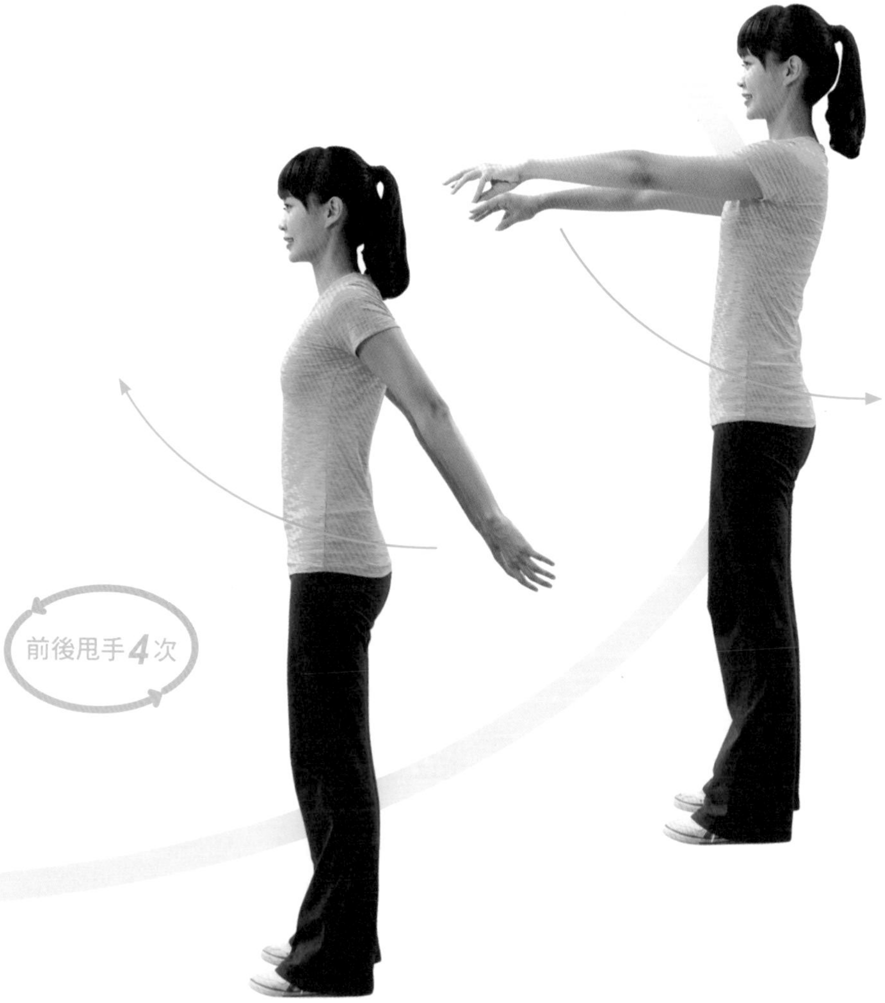

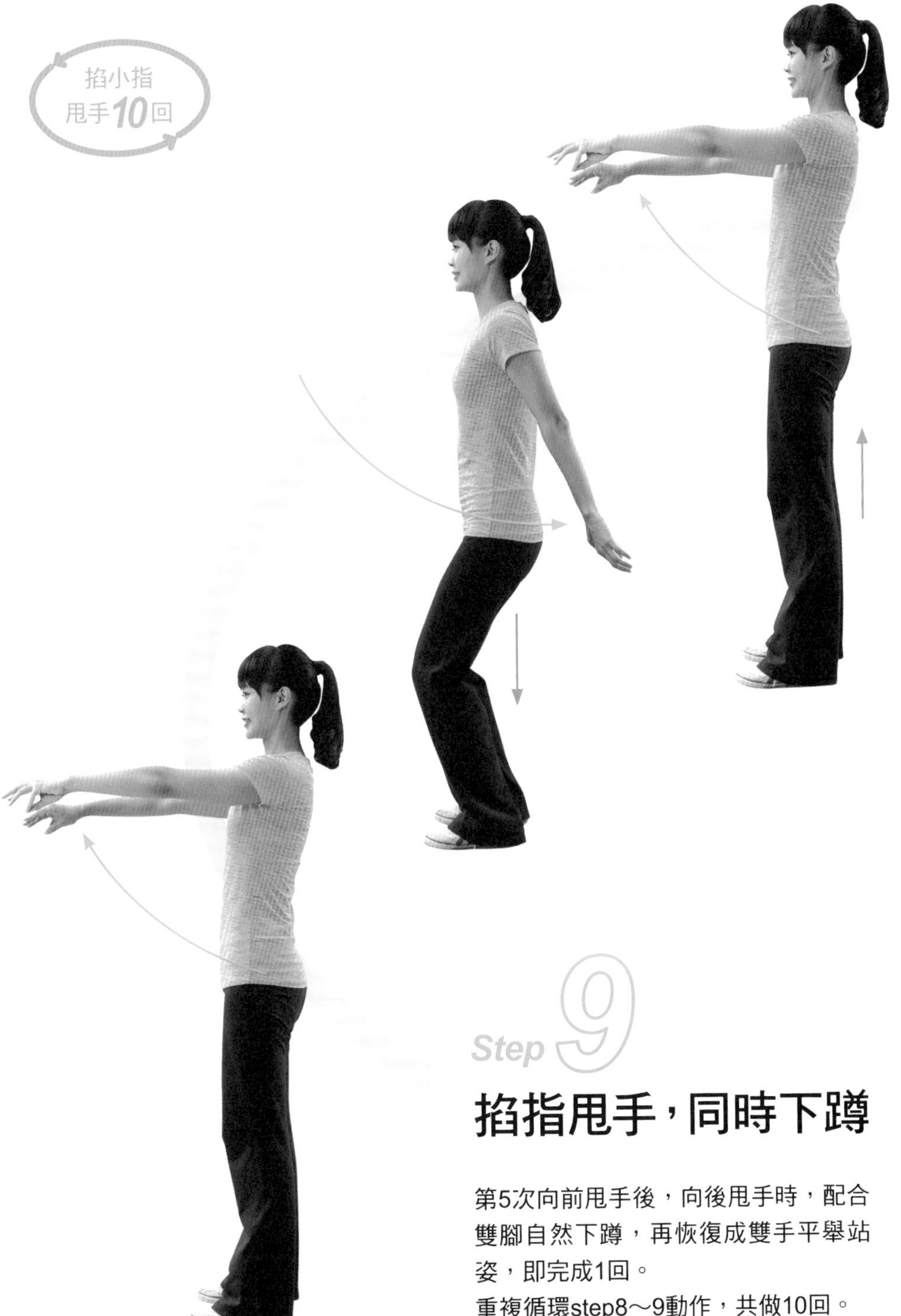

Step 9

掐指甩手，同時下蹲

第5次向前甩手後，向後甩手時，配合雙腳自然下蹲，再恢復成雙手平舉站姿，即完成1回。
重複循環step8～9動作，共做10回。

科學氣功 03

「禪密功精華導引」

體鬆、心笑、息平，

三者融會貫通合一加速步入氣功態。

禪密功精華，欲得氣必先打底

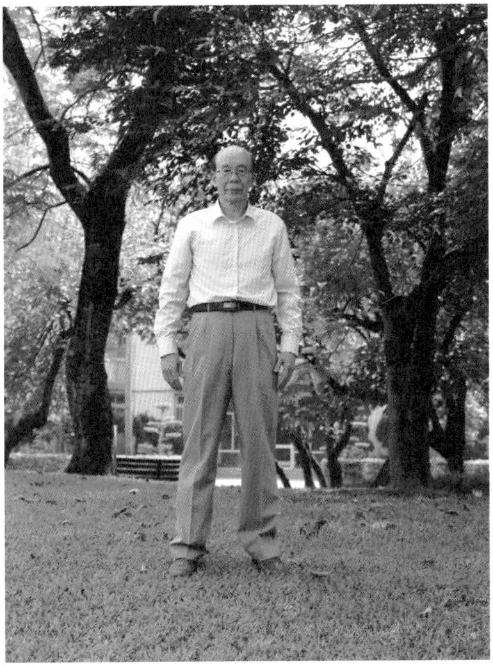

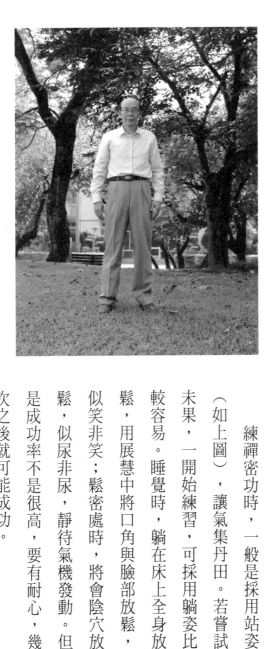

練禪密功時，一般是採用站姿（如上圖），讓氣集丹田。若嘗試未果，一開始練習，可採用躺姿比較容易。睡覺時，躺在床上全身放鬆，用展慧中將口角與臉部放鬆，似笑非笑；鬆密處時，將會陰穴放鬆，似尿非尿，靜待氣機發動。但是成功率不是很高，要有耐心，幾次之後就可能成功。

科學氣功 03

禪密功精華導引

功效｜全身放鬆，靜待氣集丹田。

全套 5分鐘

示範影片

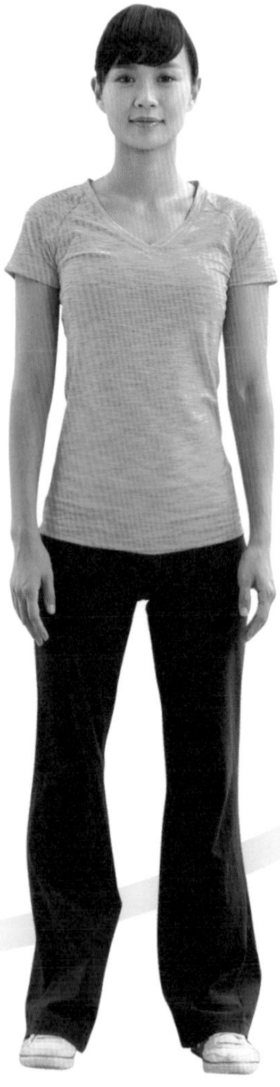

Step 1

預備動作

採站姿，全身放鬆，隨順呼吸。

Step 3

鬆密處

不用施力，用意念讓下方會陰穴部位逐漸放鬆下來。鬆下來之後，大腿內側會感到溫熱、電麻感。靜待氣機出現。

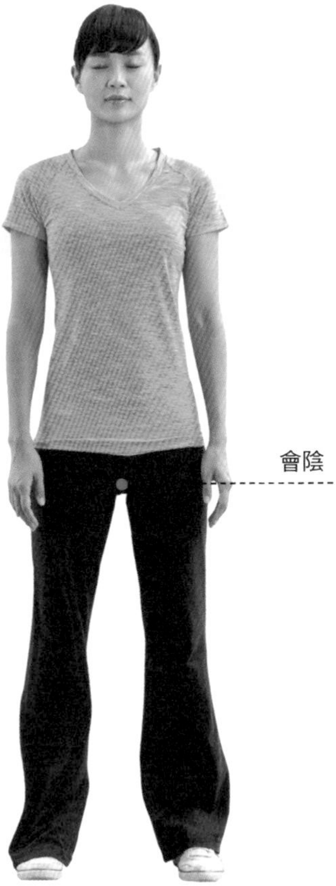

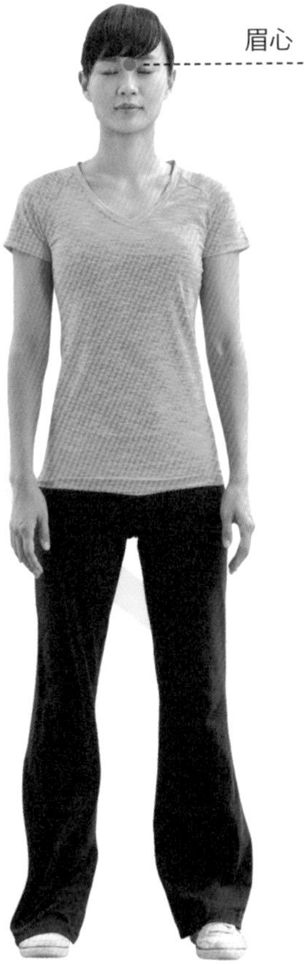

Step 2

展慧中

閉上雙眼，發自內心地由內而外把眉心舒展開，放鬆嘴角與臉部肌肉，感到喜悅不斷從心中湧出的似笑非笑感。

科學氣功 04

「快速思想練功」

利用一秒內快速答數，
提升氣集丹田的效率，
練氣功不必經年累月，
一分鐘內，就能感受氣集丹田。

快速思想練功，提升氣集丹田效率

練「快速思想練功」時，為了提升氣集丹田的效率，丹田部位要先做脹縮的運動。最好的方法就是躺在床上，先練腹式呼吸，先深深吸一口氣到不能再吸為止，用手摸摸肚子是突出還是凹陷下去，突出的話就是順式呼吸，肺部因吸氣而擴張、橫膈膜下降，挪出空間對其它內臟不會產生太大的壓力，對身體虛弱的人是較好的練法；腹部凹陷下去就是逆式呼吸，身體健康的人可以採用，不論是順式或逆式呼吸，不用介意，只要順其自然。

練腹式呼吸五到十分鐘後，就可以開始快速的答數練功，有韻律的默想或默念答數，每秒十次，可以數一到十，也可以換成聽任何自己喜歡的聲音，關鍵是韻律及速度。快的話一分鐘內就會感覺氣在丹田集起，再利用提肛帶氣走到背部督脈，經頭頂到前面任脈，讓它巡行任督二脈。

在剛發現快速思想練功時，我曾做過統計，找了總共十四位受試人，除了六位沒有興趣，每天都還沒有練完就睡著了之外，其它八位中，有五位在三十分鐘內「氣集丹田」；有兩位在十五分鐘內「氣走任脈」，還有一位花了十天晚上也出現了「氣集丹田」現象，也就是超過一半的人都能順利產生氣感。

科學氣功 04

快速思想練功

功效｜加速得氣效率，讓氣巡行任督二脈，打通阻塞氣結。

全套 10-15 分鐘

示範影片

Step 1

預備動作

首先，平躺在床上或舒適的地方，
全身放鬆，深呼吸。

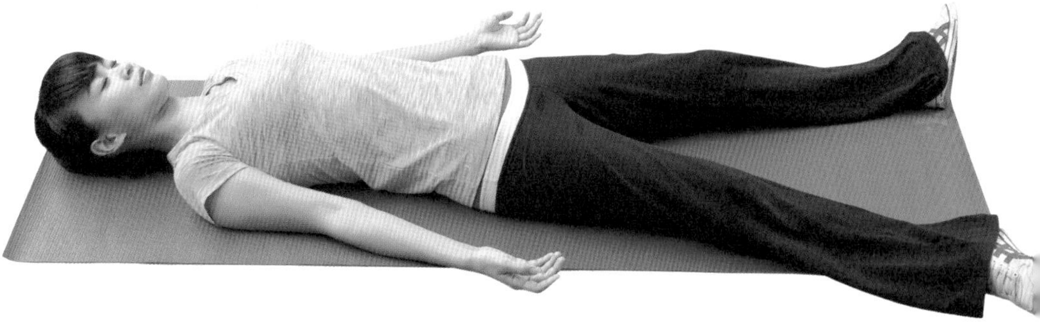

Step 2

腹式呼吸

練腹式呼吸，先深深吸一口氣，再深深吐氣。維持自然吸吐5到10分鐘。

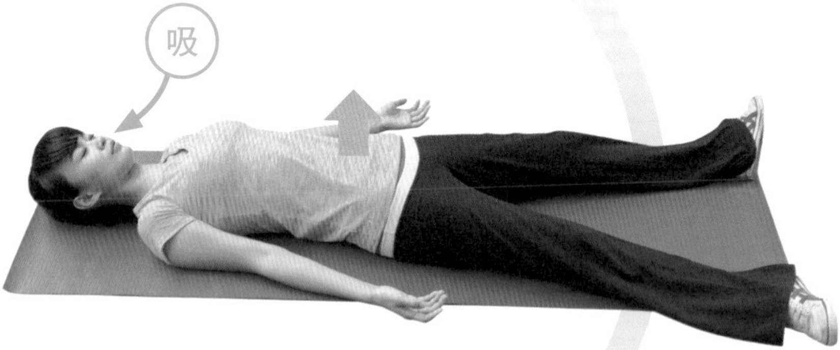

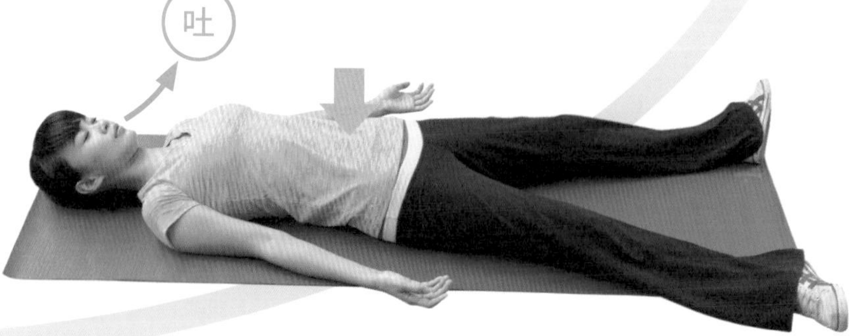

Step 4

導引氣行任督二脈

感到氣集丹田後，再利用提肛帶氣走到背部督脈，經頭頂到前面任脈，讓它巡行全身任督二脈。

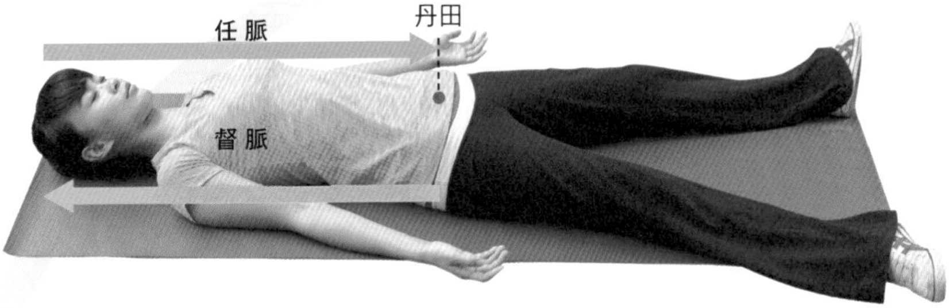

Step 3

快速答數

在感到全身充分放鬆後，開始在心中默念或默想答數1～10，1秒鐘內要數完1～10，並不斷重複，約一分鐘即可感到氣集丹田。

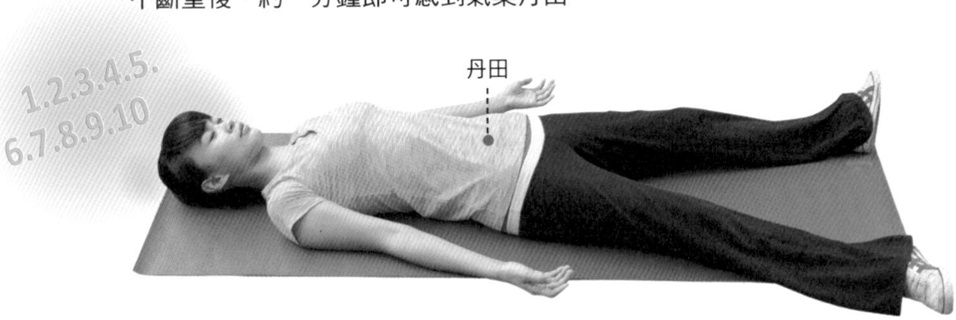

融合精華

「每日科學氣功經絡操」

融合掐指甩手冥想，讓氣巡行全身，
恢復經絡的有序結構，調節全身能量體系，
逐漸修復精氣神到飽滿的最佳狀態。

最適合現代人每天施作的養生經絡操

熟透各式氣功後，我發覺各式之精華其實皆能一以貫之、一氣呵成。練平甩功或其它功法時也可以加上手印以加強氣的循環，雙手往前甩時可以用大拇指按壓其它指頭，由食指到小指循序改變，每甩手十回改變按壓的指頭，每天甩十到十五分鐘，結束後以禪密功站姿，採「似笑非笑」、「似尿非尿」、「三七分力」、「三點一線」姿勢達成全身放鬆。放鬆以後用答數練功，讓氣集中在丹田，利用提肛帶氣走動到背部督脈，經頭頂到前面任脈巡行全身經絡，這就是一套完整的每日科學氣功經絡操，每天持續施作，對維持全身健康都有很大的助益。

融合精華

每日科學氣功經絡操

1 掐指甩手經絡操

（施作順序：1→2→3，全套約15～20分鐘）

＼ 第5次甩手，同時下蹲 ／　＼ 掐食指，前後甩手4次 ／

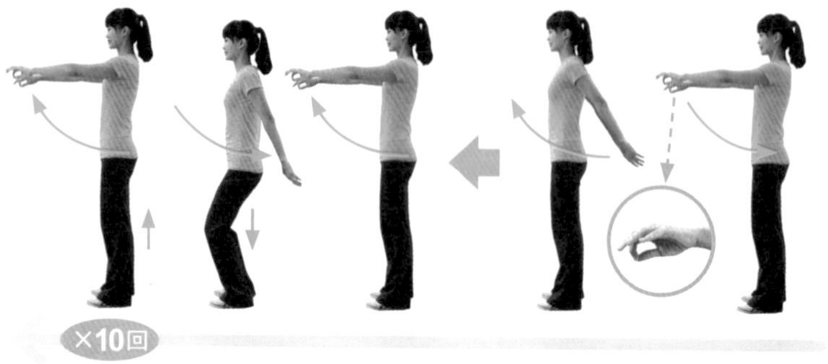

＼ 第5次甩手，同時下蹲 ／　＼ 換掐中指，前後甩手4次 ／

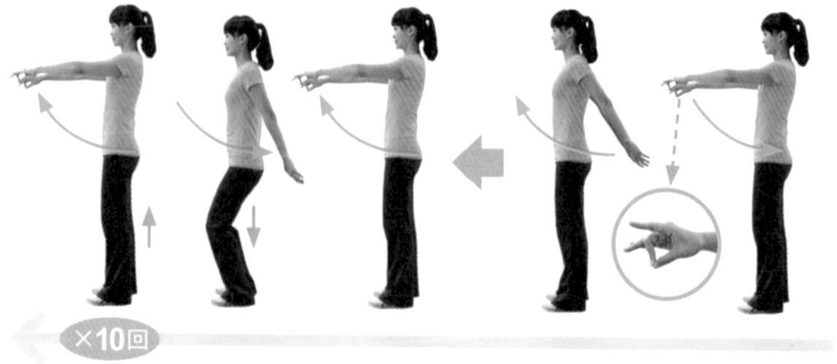

＼ 第5次甩手，同時下蹲 ／　＼ 掐無名指，前後甩手4次 ／

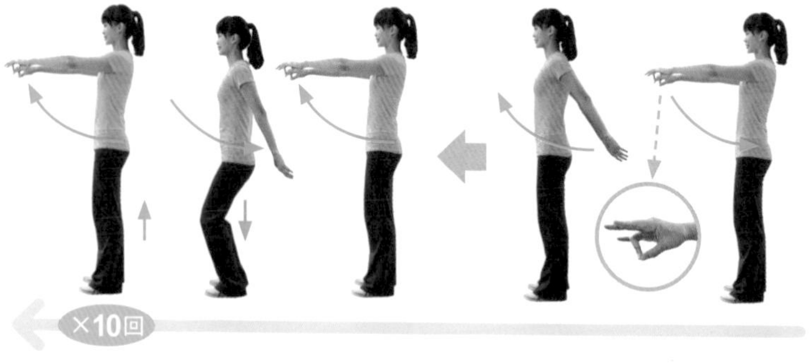

功效｜打通全身經絡，調節全身能量體系，修復精氣神到飽滿的最佳狀態。

全套
15-20
分鐘

示範影片

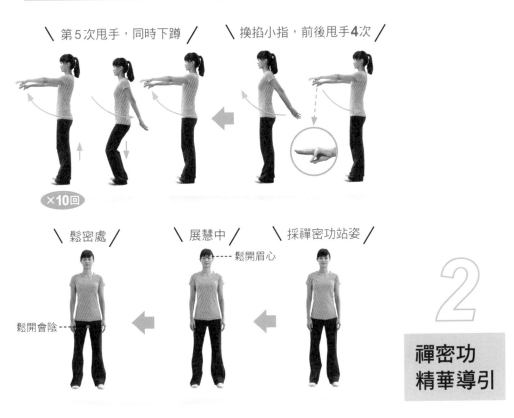

2 禪密功精華導引

3 快速思想練功

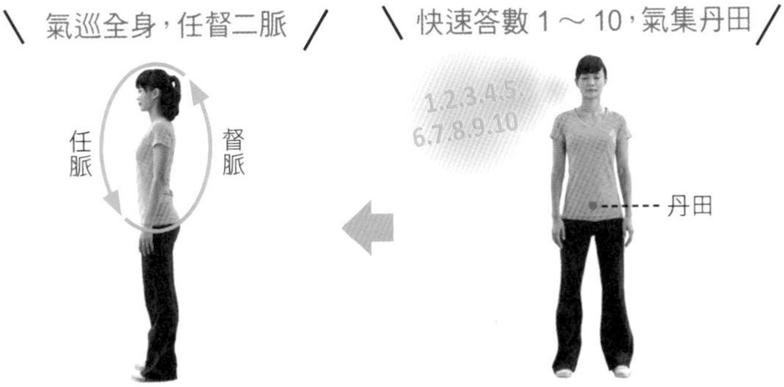

Q 為甚麼要練科學氣功？

A 氣的走動是健康關鍵。

【解析】

一般中醫用針灸治病時都知道，扎針要有效果，病人一定要得氣，也就是針扎下去拈針之時，會感覺到穴道周圍肌肉收緊有吸住針的感覺，而且這種緊的感覺會沿著經絡向著心臟或離開心臟方向移動。

一九八三年，中國生理學家孟昭威教授測量出來，氣感移動的速度為每秒二點七公分到每秒八公分左右，遠慢於約為每秒幾十公尺的神經信號傳導速度。

《黃帝內經》中的〈靈樞．五十營〉紀載：「呼吸定息，氣行六寸。」表示氣感傳導的速度大約為每秒三到四公分。這種得氣的描述及氣感傳導的速度，與我練功得氣的感覺及速度非常類似，表示啟動氣沿經絡的運動，才可以真正打通經絡，達成全身健康的目的。

Q 練靜坐、氣功時，是否有特別要注意的事？

A 練功要循序漸進，小心走火入魔。

【解析】

就像我在第二章所提醒的練功注意事項，練氣功做為一種保健強身、袪除疾病的自我鍛鍊方法是無庸置疑的，但是練氣功也有風險，就是練功方法不當的話，就會出偏差，或是「走火入魔」，所謂走火，就是自主神經系統失調，會有緊張、失禁等症狀；入魔就是大腦受傷，會有健忘、精神病、雙重人格等症狀。

通常進入「共振態」，只是練功的初階，就像進入幼稚園或小學一樣，比較沒有問題，但是要想進入較高層次的階段，必須要修鍊「入定態」，也就是「靜坐」。像禪宗一開始就要循著「數息」、「參話頭」、「明心見性」的法門而進入無思無我的「入定態」，當然比較困難，危險性也高，因為那像在進行一場腦內革命，可打通大腦意識部位與下視丘自主神經體系的障礙，直接控制自主神經體系，若打通的方法不對，可能傷及自主神經系統的神經網路，而導致走火，或者傷及本身而導致入魔，因此練功到比較高段時，一定要找有經驗的師父指導，以策安全。

結語

氣功引領，進入身心靈合一的新境界

一九八八年，我們在國科會的支持下，展開了中國傳統氣功的研究。這本書就在描述這個研究氣功的過程。除了氣功以外，我們還注意到氣功修鍊久了，部分的人會出現超常感應能力，也就是特異功能，讓人困惑不解。因此一九九二年起，我就展開了特異功能的研究。結果證實，中國大陸於一九七九年所發現的「手指識字」、「念力」等現象，確有其事。

從物質的世界，走向心物合一的信息宇宙

從一九九六年到二〇〇四年，我們招收一百多位七到十四歲的兒童，經過四

天、每天兩小時的訓練，發現會有百分之二十四的小朋友出現「手指識字」的特異功能，再不斷訓練下去，「念力彎物」的能力也將隨之出現。

而中國大陸特異功能人士更可以展現「意念鑽孔」、「意識微雕」，以意念讓死亡的花生在四十分鐘返生發芽，或以意念干擾電腦、「突破空間障礙」等不可思議，向現代科學挑戰的種種現象。

我們認為這所有的現象可以統一為單一宏觀的「心物合一」現象，也就是產生「心物合一」後，信息由外向內流，流向大腦時，則出現「手指識字」等透視力，信息由內向外流出則形成「念力」。

一九九九年八月二十六日，我們在小朋友做「手指識字」實驗時，發現一些與宗教有關的字彙，像「佛」、「菩薩」、「唵嘛呢叭咪吽」、「耶穌」等字會讓小朋友在大腦屏幕中看到異像，如發光且微笑的人，宏亮的笑聲、寺廟、和尚、唸經的聲音、十字架等，與平常所見完全不一樣的影像。

經過收集大量實驗證據，我們認為這代表宇宙除了一般所熟知的物質世界及四種力場外，還有一個「信息場」（俗稱靈界）存在。經由關鍵字的聯繫，進入心物合一狀態的人，就可以與信息場相通。我們相信這就是宗教裡的靈修經驗。

信息場之結構，類似網路的世界

信息場之結構，類似網路的世界，不同的神聖人物或事物均有對應的信息網頁，其名字就是網址，可藉由手指識字而連網，而特異功能人士之大腦則是瀏覽器，不同版本、不同功能的瀏覽器，決定特異功能人士能否經由網址看到對應的信息網頁。人名之文字種類及扭曲程度，決定了其與信息網頁之連接是否通暢。

我們由更進一步的實驗證實，信息場內充滿了高智能的信息（神靈），偶而會介入我們的手指識字實驗，導致混亂的結果。因此高智能信息參與實驗之程度，成為手指識字實驗的一大變數。然而，我們也可以利用高智能信息參與實驗之現象，設計一套手指識字的方法，比如把字彙改為一長串的問題，經由識字的過程，而與高智能信息對話。

由於整個實驗過程中，特異功能人士完全沒有看到紙上所寫的問題，因此他的回答並非來自個人的意識或潛意識，而是來自信息場內高智能的信息。由對話中，也讓我們對宇宙時空、太空旅行、外星文明、信息場的結構與特性有了更深入的了解。

由此中國傳統氣功修鍊的科學架構得以建立，藉由練氣功的修「身」，得以發展出由「心」掌控的特異功能，產生心物合一的現象。藉由意識超越身體的局限再聯繫到「信息場」而產生「靈」的證悟。再由第五種力撓場的發現，觀察到吸引子及水晶氣場被吸引而移動的現象，由此證明分子X信息的存在，而破解中醫經絡及氣功自我療癒的奧祕，我們相信這些結果已提供了解中國傳統文化及宗教科學化的基礎。

國家圖書館出版品預行編目資料

科學氣功：李嗣涔博士 30 年親身實證，每天 10 分鐘，通經絡祛百病 / 李嗣涔著 . -- 初版 . -- 臺北市：三采文化，2016.11
面； 公分 . --（名人養生館；24）

ISBN 978-986-342-732-2（平裝附數位影音光碟）

413.94 105019014

■有鑑於個人健康情形因年齡、性別、病史和特殊情況而異，建議您，若有任何不適，仍應諮詢專業醫師之診斷與治療建議為宜。

特別感謝 Yoga's Animal

suncolor 三采文化集團

名人養生館 024

科學氣功

李嗣涔博士 30 年親身實證，每天 10 分鐘，通經絡祛百病

作者｜李嗣涔
副總編輯｜鄭微宣　責任編輯｜劉汝雯
封面主編｜藍秀婷　封面設計｜李蕙雲　美術編輯｜陳育彤
行銷經理｜張育珊　行銷企劃｜王思婕
攝影｜林子茗　插畫｜王小鈴　動作示範｜王芝涵　影像製作｜陳志峰、許展翔
部分服裝提供｜Yoga's Animal

發行人｜張輝明　總編輯｜曾雅青　發行所｜三采文化股份有限公司
地址｜台北市內湖區瑞光路 513 巷 33 號 8 樓
傳訊｜TEL:8797-1234　FAX:8797-1688　網址｜www.suncolor.com.tw
郵政劃撥｜帳號：14319060　戶名：三采文化股份有限公司
初版發行｜2016 年 11 月 4 日　定價｜NT$380
23 刷｜2024 年 7 月 20 日